Michael Decher

Stottern bei Jugendlichen und Erwachsenen

Ein Ratgeber für Betroffene und deren Angehörige

Michael Decher

Stottern bei Jugendlichen und Erwachsenen

Ein Ratgeber für Betroffene und deren Angehörige

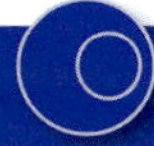

Das Gesundheitsforum

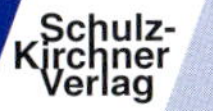

Bibliografische Information der Deutschen Bibliothek

Die Deutsche Bibliothek verzeichnet diese Publikation in der Deutschen Nationalbibliografie; detaillierte bibliografische Daten sind im Internet über http://dnb.ddb.de abrufbar.

Die Informationen in diesem Ratgeber sind von dem Verfasser und dem Verlag sorgfältig erwogen und geprüft, dennoch kann eine Garantie nicht übernommen werden. Eine Haftung des Verfassers bzw. des Verlages und seiner Beauftragten für Personen-, Sach- und Vermögensschäden ist ausgeschlossen.

Besuchen Sie uns im Internet: www.schulz-kirchner.de

1. Auflage 2014
ISBN 978-3-8248-1170-0
eISBN 978-3-8248-0953-0

Mollweg 2, D-65510 Idstein
Vertretungsberechtigte Geschäftsführer:
Dr. Ullrich Schulz-Kirchner, Nicole Haberkamm
Titelfoto: © lassedesignen · fotolia.com
Fachlektorat: Dr. Claudia Iven
Lektorat: Doris Zimmermann
Umschlagentwurf und Layout: Petra Jeck
Druck und Bindung:
TZ-Verlag & Print GmbH, Bruchwiesenweg 19, 64380 Roßdorf
Printed in Germany

Inhaltsverzeichnis

Vorwort zur Reihe 7
Einleitung 9

Was ist Stottern? 11
Entwicklung der Symptome 11
Kernsymptomatik 12
Begleitsymptomatik 13
Wodurch wird Stottern verursacht? 14
Genetische Einflussfaktoren 14
Ist Stottern kulturspezifisch oder eine Frage der Intelligenz? 14
Psychologische Einflussfaktoren 14
Neurologische Einflussfaktoren 15
Einflussfaktoren = Ursachen? 16

Auswirkungen des Stotterns auf den Kommunikationsalltag 17
Wann tritt Stottern auf? 17
Auswirkungen auf den Alltag 18
Stottern und Schule 19
Stottern und Arbeit 20
Stottern im Alter 21
Stotternde und Nicht-Stotternde im gesellschaftlichen Vergleich 22

Therapie des Stotterns 23
Wege in die Therapie 23
Die Hauptrichtungen der Stottertherapie 24
Fluency Shaping-Therapien/Sprechmodifikation 24
Non-Avoidance-Therapien/Stottermodifikation 26
Weitere therapeutische Ansätze 30
Technische Hilfsmittel 30
Psychotherapeutische Verfahren 31

Was kann eine Therapie bewirken? 35
Zufriedenheit nach einer Therapie 35
Therapeutische Unterstützung für Schule, Ausbildung und Beruf 35
Chancengleichheit 35
Nachteilsausgleich in Schule und Studium 36

Stottern und ICF **39**
Patientenzentrierte und ICF-orientierte Therapieplanung 40

Selbsthilfe- und Therapeutenvereinigungen **41**
Die Bundesvereinigung Stottern und Selbsthilfe e.V. (BVSS) 41
Die Interdisziplinäre Vereinigung der Stottertherapeuten e.V. (ivs) 43

Besondere Aspekte der Stottertherapie **45**
Sollen Therapeutinnen selbst Stotternde sein? 45
Ambulante vs. stationäre Behandlung 45
Therapie in Einzel- oder Gruppensettings 46
Woran erkennt man ein unseriöses Therapieangebot? 47

Wie finde ich die zu mir passende Therapie? **51**

Hilfreiche Adressen und Informationsquellen **55**
Ausgewählte Publikationen und Ratgeber der BVSS zu den
Themen Schule, Nachteilsausgleich, Jugendliche und Therapiesuche 56
Ein Überblick über aktuelle Therapieansätze für Kinder,
Jugendliche und Erwachsene 57
Therapeuten-Berufsverbände 58

Literaturverzeichnis **59**

Vorwort zur Reihe

Die „Ratgeber für Angehörige, Betroffene und Fachleute" vermitteln kurz und prägnant grundlegende Kenntnisse (auf wissenschaftlicher Basis) und Hilfestellungen zu ausgewählten Themen aus den Bereichen Sprachtherapie, Ergotherapie und Medizin. Die Autor(inn)en der Reihe sind ausgewiesene Fachleute, die seit vielen Jahren in Therapie, in Beratung, in Forschung und Lehre tätig sind.

Stottern ist die Sprechstörung, die bei Jugendlichen und Erwachsenen am häufigsten vorkommt: ca. 1 % der erwachsenen Bevölkerung stottert, wobei mehr Männer als Frauen betroffen sind.

Stottern beginnt meist in der Kindheit und wirkt sich, wenn es chronisch wird, auf das ganze Leben aus. Stotternde Jugendliche und Erwachsene können meist von vielen negativen Erfahrungen in der Schule, in der Alltagskommunikation mit Fremden, in Prüfungs- oder Bewerbungssituationen und im Berufsleben berichten, aber auch von Auswirkungen des Stotterns auf Freundschaften, Familienbeziehungen, Ausbildung und Berufswahl und die allgemeine Lebensqualität. Stotternde Jugendliche und Erwachsene fragen sich häufig, woher das Problem eigentlich kommt, ob es eine Therapie dagegen gibt und wie sie besser, d. h. unbeeinträchtigt von den Symptomen, damit leben können.

Der vorliegende Ratgeber vermittelt Betroffenen und ihren Angehörigen grundlegende Informationen darüber, was man aktuell über die Ursachen weiß und wie Stottern den kommunikativen Alltag beeinflussen kann. Der Schwerpunkt liegt danach allerdings darauf, wie eine Therapie des Stotterns aussehen sollte, um den individuellen Bedürfnissen der Betroffenen gerecht zu werden. Der Autor stellt die verschiedenen modernen Therapierichtungen vor und erläutert, wie dabei gearbeitet wird und welche Wirkungen auf das Sprechen, aber auch auf den gesamten Alltag man erwarten kann. Ein weiteres Kapitel befasst sich mit der wichtigen Unterstützung der Therapie und der Betroffenen durch Selbsthilfe-Angebote, die sich im Alltagsleben mit Stottern als besonders hilfreich erweisen können. Antworten zu Fragen nach verschiedenen

Therapieformen und der Therapeutensuche sowie nützliche Adressen und Zusatzinformationen runden den Ratgeber ab.

Ich freue mich sehr, dass es gelungen ist, als Autor dieses Ratgebers einen Kollegen zu gewinnen, der nicht nur über langjährige Erfahrung als Therapeut und Dozent in der Therapeuten-Ausbildung verfügt, sondern auch in den Therapeutenverbänden und der Selbsthilfe fest vernetzt ist. Diese vielfältigen Perspektiven auf den Umgang mit Stottern zeigen sich auch im vorliegenden Ratgeber: Mit dem Autor gemeinsam hoffe ich, dass die hier vermittelten Informationen dazu verhelfen, dass Betroffene ihre Probleme besser einordnen, für sie passende Therapieentscheidungen treffen und wirksame von zweifelhaften Therapieangeboten unterscheiden können. Der Alltag mit Stottern ist schwer genug – der Weg in eine Therapie, die zu der Symptomatik und den Kommunikationsbedürfnissen des einzelnen Betroffenen passt, wird mit diesem Ratgeber hoffentlich ein wenig leichter.

Dr. Claudia Iven

Einleitung

Das Phänomen Stottern ist seit vielen Jahrhunderten bekannt, und nur über wenige andere Kommunikationsstörungen wurde mehr diskutiert, geschrieben und gerätselt. Bei einer Auftretenshäufigkeit von etwa 1 % der Gesamtbevölkerung ist Stottern eine relativ bekannte und häufige Störung der Kommunikation.

Obwohl den meisten Laien die Kommunikationsstörung Stottern ein geläufiger Begriff ist, kann man im Therapiealltag selten zwei identische Formen des Stotterns beobachten. Die Sprech- und Atemauffälligkeiten zeigen sich bei den unterschiedlichen Patienten überaus variantenreich, dennoch werden sie zusammengefasst als Stottern bezeichnet.

Im vorliegenden Ratgeber geht es darum, Betroffenen und Angehörigen einen Überblick über die Kommunikationsstörung Stottern und über ihre Auswirkung auf den Alltag zu geben. Im Mittelpunkt stehen Informationen über mögliche Therapieinhalte. Neben der Darstellung der gebräuchlichsten heute verwendeten Therapierichtungen wird zudem der Frage nachgegangen, wie sich eine seriöse Therapie von einem unseriösen Angebot unterscheidet.

Aus Gründen der besseren Lesbarkeit wird immer von der Therapeutin und dem Patienten gesprochen. Natürlich sind immer Personen beider Geschlechter gemeint.

Was ist Stottern?

Unter Stottern versteht man eine Störung des Sprechablaufs. In der Rede des Betroffenen kommt es auffallend häufig zu Unterbrechungen im Redefluss. Ein Stotternder weiß genau, was er sagen möchte, aber im Moment des Stotterns ist er unfähig, die notwendigen Sprechbewegungen fließend auszuführen. Meist ist diese Störung des Sprechens nach außen hin deutlich hörbar, sie kann allerdings für den Zuhörer auch nahezu unbemerkt bleiben. Stockungen sind oft mit einem Pressen verbunden, das den Stimmklang verändert und auch von Atemauffälligkeiten begleitet werden kann. In vielen Fällen einer Blockierung kommen körperliche Begleiterscheinungen hinzu, wie zum Beispiel Schweißausbrüche, Erröten oder sogar Magenbeschwerden.
Begleitet werden diese Symptome von Einschränkungen auf emotionaler und sozialer Ebene: Vielen Stotternden sind ihre Symptome so unangenehm, dass sie vorgeben, nichts sagen zu wollen oder zu können, um nur ja nicht stottern zu müssen. In einer Schulsituation ist das eine fatale Folge: Nicht selten geben Jugendliche im Unterricht vor, Hausaufgaben nicht erledigt zu haben oder zu einem Thema nichts zu wissen, um nur nicht vor der Klasse sprechen zu müssen, was negative Folgen für die Leistungsbewertung hat. Und mancher Erwachsene bestellt im Restaurant etwas anderes, als er essen möchte, weil er das Wort dafür leichter aussprechen kann.

Stottern tritt nur in Kommunikationssituationen mit anderen Menschen auf. Beim Ansprechen von Tieren, sehr kleinen Kindern oder Babys sowie im Selbstgespräch kommt Stottern so gut wie nie vor. Weiterhin treten die Unterbrechungen im Redefluss fast nie beim Singen auf, und auch beim Unisono-Sprechen (im Chor) bringen selbst schwer stotternde Menschen ihre Worte meist flüssig hervor (vgl. Decher 2011).

Entwicklung der Symptome

Üblicherweise beginnen Redeunflüssigkeiten im Kindesalter, meist zwischen dem zweiten und sechsten Lebensjahr. Sehr viele Kinder haben in dieser Lebensspanne Phasen, in denen mehr oder weniger deutliche Unflüssigkeiten auftreten. Diese sind im Rahmen der Sprachentwicklung völlig normal, weil Kinder den automatischen Zugriff auf das Sprachmaterial zunächst noch üben müssen, bevor das Zusammenspiel von Sprechplanung und Sprechbewegungen reibungslos klappt.

Normale Sprechunflüssigkeiten, wie sie bei fast allen Kindern auftreten, sind meist nicht angespannt und scheinen dem Kind nicht sonderlich aufzufallen. Die normalen Unflüssigkeiten bestehen hauptsächlich aus lockeren Wiederholungen von Wörtern oder Satzteilen („ich-ich-ich hab da ein tolles Auto gesehen" „ich hab-ich hab-ich hab ein tolles Auto gesehen"). Diese Unflüssigkeiten verlieren sich im Allgemeinen innerhalb von Wochen oder wenigen Monaten.
Bei ungefähr 5% aller Kinder kommen zu diesen Unflüssigkeiten auch ‚echte' Stottersymptome hinzu, z. B. die Wiederholung von einzelnen Silben oder Lauten („mo-mo-mo-morgen kommt ..." oder „i-i-i-i-ich will ...") oder Blockaden, bei denen das Sprechen kurz stockt. Aber auch bei diesen Kindern kann man noch nicht von echtem Stottern sprechen, sondern von einer Übergangsphase, aus der sich chronisches Stottern entwickeln kann: Bei circa 80% der Kinder, die zunächst Stottersymptome entwickeln, bilden sich diese von selbst zurück (‚Spontanremission') (vgl. Decher 2011).
Obwohl die normalen Sprechunflüssigkeiten bei Jungen und Mädchen etwa gleich häufig vorkommen, verlieren sich diese Unflüssigkeiten bei wesentlich mehr Mädchen als Jungen. Nur etwa 1% der Kinder entwickelt ein chronisches Stottern (s. folgendes Kapitel), allerdings sind jetzt die Jungen zu einem wesentlich höheren Prozentsatz beteiligt. Man kann davon ausgehen, dass auf vier bis fünf Jungen nur ein stotterndes Mädchen kommt (vgl. Sandrieser/Schneider 2003).
Bei der Entstehung des Stotterns wirken immer mehrere Risikofaktoren ungünstig zusammen: Beim Kind besteht eine genetische Veranlagung zu unflüssiger Sprechentwicklung, das Kind selbst reagiert ungünstig auf auftretende Symptome (z. B. mit Sprechängsten, mehr Druck und Anspannung, Scham) und die Umgebung ist unsicher und hilflos, wie sie mit dem Stottern umgehen soll. Aus anfänglich ‚leichten' Symptomen kann sich ein Teufelskreis entwickeln, bei dem die Symptome ständig verstärkt werden (vgl. Hansen/Iven 2011).

Kernsymptomatik

Als Kernsymptome werden die Stottermerkmale bezeichnet, die sich direkt im Sprechen beobachten lassen. Beim Stottern gibt es drei Kernsymptome, die sowohl einzeln als auch kombiniert auftreten können.

- Wiederholungen
  (frühere Bezeichnung: klonisches Stottern) treten bei Lauten („K-K-K-K-K-Kaffee") und Silben („Pa-Pa-Pa-Papier") auf.

- Dehnungen
  sind unfreiwillige Verlängerungen von Lauten („Fffffffisch", „mmmmanchmal").

- Blockierungen
  (frühere Bezeichnung: tonisches Stottern) treten als Verzögerungen des Sprechbeginns zu Beginn eines Wortes oder auch innerhalb einzelner Wörter auf und sind oft sehr spannungsreich („--------Paket" oder „Pa--------ket").

Begleitsymptomatik

Als begleitende Symptome entwickeln viele stotternde Menschen im Laufe der Zeit Verhaltensweisen, die bereits nach kurzer Zeit automatisiert ablaufen können. Dazu gehören z. B. Verhaltensweisen, die als Selbsthilfsversuch dazu dienen, die eigentlichen Kernsymptome zu überwinden. Typische Beispiele hierfür sind verkrampfte Mitbewegungen im Mund- und Gesichtsbereich oder des ganzen Körpers. Viele stotternde Menschen bemühen sich zudem, mit der bewussten, meist druckvoll-pressenden Steuerung von Atmung ihre Blockierungen zu überwinden. Als Folge kann eine schnappende Hochatmung oder ein unkontrolliertes Luftablassen (Atemvorschieben) vor dem Sprechbeginn entstehen, was zu einer Veränderung des Atemrhythmus, des Stimmklangs sowie weiteren muskulären Anspannungen führen kann.

Ebenfalls als Begleitsymptomatik entwickeln viele Betroffene im Laufe der Zeit unterschiedlichste Formen von Vermeideverhalten, indem sie z. B. bestimmte Laute, Wörter, Personen oder Situationen vermeiden. In der Folge dieser ausgeprägten Symptomatik entsteht bei vielen stotternden Menschen ein starkes Störungsbewusstsein sowie ein hoher Leidensdruck. Häufig sind unterschiedlichste Ängste die Folge, z. B. Ängste vor bestimmten Lauten, Wörtern, Personen und Situationen sowie Ängste vor dem Stottern selbst.

Ein chronisches Stottern kann auch durch den Gebrauch von Floskeln (z. B.: „Wie soll ich sagen"), durch Sprechunterbrechungen und Neuversuche, Interjektionen (z. B. „ähh" oder „hmm") und die Verwendung von Synonymen (z. B. „Orange" statt „Apfelsine" oder „Ausdruck" statt „Wort") gekennzeichnet sein.

Weiterhin können nicht-sprachliche Reaktionen beobachtet werden, wie z. B. Mitbewegungen der Gesichts- und Halsmuskulatur, der Extremitäten oder des ganzen Körpers, Starterbewegungen (z. B. mit der Hand auf das Bein schlagen),

Atemauffälligkeiten (z. B. Sprechen auf der Restluft), Atemvorschieben (die Luft wird schwallartig ausgeatmet, bevor gesprochen wird), inspiratorisches Sprechen (Sprechen beim Einatmen) und paradoxe Atembewegungen (Bauch sinkt bei der Einatmung tief ein) (vgl. Decher 2006).

Wodurch wird Stottern verursacht?

Genetische Einflussfaktoren

In der Literatur gibt es klare Hinweise auf eine Vererblichkeit des Stotterns, zumindest zu einer Disposition. Stottern tritt familiär gehäuft auf. Die Angaben schwanken dabei: So sollen etwa 25 bis 80 % der Klienten ebenfalls stotternde Angehörige haben. Allerdings weisen Untersuchungen darauf hin, dass das Erziehungsverhalten von Eltern stotternder Kinder nicht signifikant von dem der Eltern nicht stotternder Kinder abweicht. Es ist also nicht die Schuld der Eltern, wenn ein Kind zu stottern beginnt (vgl. Hansen/Iven 2011), sondern eher auf genetische Faktoren zurückzuführen.
Bislang steht fest: Stottern tritt familiär gehäuft auf. Bis heute konnte nicht endgültig nachgewiesen werden, dass es ein allein verantwortliches Stotter-Gen gibt. Heute wird angenommen, dass nicht das Stottern selbst, sondern die Veranlagung dazu als Disposition vererbt wird (vgl. Decher 2011, Hansen/Iven 2011).

Ist Stottern kulturspezifisch oder eine Frage der Intelligenz?

Frühere Vermutungen, Stottern trete bei manchen indigenen Völkern nicht auf, können heutzutage nicht mehr bestätigt werden. Vielmehr lässt sich festhalten, dass Stottern etwa gleich häufig in allen Kulturen und Rassen vorkommt, dass Stottern alle sozialen Schichten durchdringt und unabhängig vom Intelligenzquotienten eines Menschen auftritt. In Filmen wurden und werden stotternde Menschen leider immer wieder als geistig minderbemittelte Personen dargestellt – quasi als Dorftrottel. Eine Tatsache, über die kein Betroffener lachen kann.

Psychologische Einflussfaktoren

Die von Laien häufig geäußerte Vermutung, dass Stottern ein psychisches Problem ist, ist ebenso wenig haltbar. Die Ursache des Stotterns lässt sich nicht durch psychische Defekte erklären. Dennoch: Viele stotternde Menschen haben im Laufe ihres Lebens Ängste entwickelt und zum Teil komplexe Vermeideverhalten herausgebildet, was sie bei der Alltagskommunikation in den Augen ihrer Mitmenschen als psychisch auffällig erscheinen lässt. Diese sozio-emotionalen Auffälligkeiten sind aber eher als Folge des Stotterns zu betrachten und nicht als dessen Ursache:

Sie entstehen als Reaktion auf jahrelange negative Kommunikationserfahrungen („Ich kann nicht gut sprechen.", „Ich werde ausgelacht.", „Ich werde nicht für voll genommen."). So einfach ist eine psychologisierende Zusammenhangsvermutung auch nicht aufrechtzuerhalten: Weltweit sind viele Kinder mit zum Teil extrem belastenden Umgebungen konfrontiert, ohne dass sie jemals zu stottern beginnen.

Neurologische Einflussfaktoren

Nach aktuellen neurologischen Erkenntnissen können Hirnstrukturen und -funktionen neu aufgebaut und verändert werden. Das menschliche Gehirn ist also nicht lediglich einmal geschaffen und bleibt dann lebenslang in Aufbau und Funktion gleich, sondern es verfügt über eine Neuroplastizität (Formbarkeit), das bedeutet, das Nervensystem besitzt eine innere Fähigkeit, einige seiner morphologischen (Morphologie = Gestalt, Form) und chemischen Eigenschaften den unterschiedlichen Umweltveränderungen anzupassen (vgl. Annunciato 2006).

Diese neuromorphologischen und neurofunktionellen Befunde sprechen eine klare Sprache: Strukturelle Differenzen zwischen den Gehirnen stotternder und nicht stotternder Personen sind mittlerweile belegt. Inzwischen ist durch bildgebende Verfahren nachgewiesen, dass sich Unterschiede in den Hirnaktivitäten bei stotternden Erwachsenen im Vergleich zu Flüssigsprechern finden. Allerdings werden auch nach einer Therapie veränderte Gehirnaktivierungen im Vergleich zu vorher gefunden. Ähnliche Abweichungen von ‚normalen' Hirnstrukturen findet man jedoch auch z. B. bei Personen, die ein Instrument spielen oder gerade eine Fremdsprache lernen. Jedes Training einer Fähigkeit schlägt sich also auch in der Hirnanatomie nieder, woraus sich für die Therapie ein sehr hoffnungsvoller Ansatz ableiten lässt. So normalisierten sich beispielsweise auch einzelne gestörte Funktionen, deren Strukturen an der Integration des auditorischen Feedbacks (Rückmeldesystem, bei dem Sprechbewegungen mit dem Höreindruck abgeglichen werden) beteiligt sind, nach einer Therapie wieder, was ebenfalls mithilfe bildgebender Verfahren nachweisbar ist (vgl. Neumann/Euler 2009).

In einer Studie (Neumann et al. 2003) wurden erwachsene untherapierte und therapierte Probanden sowie eine Kontrollgruppe nicht stotternder Menschen untersucht. Folgende Ergebnisse konnten dazu veröffentlicht werden:
Bei untherapierten Klienten fanden sich vermehrte, nicht funktionale Aktivierungen in der rechten Hirnhemisphäre (Hirnhälfte), die eigentlich nicht für die Sprachsteuerung zuständig ist. Direkt nach einer erfolgreichen Fluency Shaping-Therapie (s. Abschnitt „Fluency Shaping-Therapien/Sprechmodifikation", S. 24) konnten mehr Aktivierungen als zuvor und mehr linkshemisphärische festgestellt werden.

Zwei Jahre nach der Therapie waren persistierend (anhaltend) mehr Aktivierungen als vor der Therapie erkennbar. Mit leichter Wiederzunahme des Stotterns zeigte sich eine Rückverlagerung eines Teils der Aktivitäten in die rechte Hemisphäre.

Einflussfaktoren = Ursachen?

Die meisten Untersuchungen zum Stottern wurden mit erwachsenen Menschen durchgeführt. Ob die Auffälligkeiten und Zusammenhänge, die dabei nachgewiesen wurden, bei diesen Personen auch schon in der Kindheit und vor dem Stotterbeginn bestanden haben, ist in der Regel nicht mehr aufzuklären. Aus gefundenen Normabweichungen bei Erwachsenen auf die Ursache des Stotterns in der Kindheit zu schließen, geht also momentan noch zu weit. Hierfür wären anders angelegte Forschungsprojekte nötig.

Auswirkungen des Stotterns auf den Kommunikationsalltag

Oft werden Stotternde von ihren Kameraden wegen ihrer Sprechauffälligkeit ausgelacht und von Verwandten geschnitten, bevormundet oder vernachlässigt. In manchen Kulturkreisen gilt Stottern gar als Strafe Gottes. Gleichzeitig berichten wiederum viele stotternde Menschen, dass sie wegen ihrer Sprechauffälligkeiten gegenwärtig wenige oder sogar keinerlei Einschränkungen erführen und auch in der Vergangenheit nicht erfahren hätten. Hin und wieder wurde berichtet, dass mancher kräftig gebaute Stotternde in seiner Schulzeit nur ein- oder zweimal von einzelnen Mitschülern gehänselt wurde, diese Hänseleien dann jedoch unmittelbar mit ‚schlagenden Argumenten', dauerhaft beendet werden konnten.

Wann tritt Stottern auf?

Stottern tritt meistens ausgerechnet dann auf, wenn es besonders unpassend ist. Stottern unterbricht den Redefluss und den Kontakt mit dem Gegenüber. Stottern ist anstrengend, sowohl für den Sprecher als auch für den Zuhörer. Selbst manche stotternde Personen berichten, dass sie die Unterbrechungen im Redefluss ihrer ebenfalls stotternden Gesprächspartner extrem störend finden. Viele Stotternde empfinden ihr eigenes Stottern als äußerst peinlich, es löst Schamgefühle aus und führt zu Angst- und Vermeidungsreaktionen.

Eigenartigerweise reduziert sich das Stottern besonders häufig in dem Moment, in dem es ausdrücklich erwünscht ist. Auf die Frage: „Können Sie einmal ein Wort stottern?", reagieren die meisten Stotternden überrascht und ratlos. Die übliche Antwort auf diese Frage ist eigentlich eher eine Gegenfrage: „Wie jetzt? Das kann ich nicht."

Es lässt sich nicht generell sagen, dass Stottern grundsätzlich in besonders angespannten Situationen auftritt. Viele stotternde Personen berichten, dass das Stottern mit ansteigender innerer Anspannung ebenfalls zunimmt. Manche machen aber auch gegenteilige Erfahrungen: Ist z. B. in einer Streitsituation ein Punkt erreicht, an dem sozusagen ‚der Deckel hochgeht', können viele stotternde Menschen flüssig kommunizieren. In einer emotionalen Auseinandersetzung nehmen die Symptome häufig immer weiter zu. In dem hoch emotionalen Moment eines Wutausbruchs verschwinden bei vielen Stotternden jedoch sämtliche Blockierungen und man kann so richtig zornig flüssig fluchen.

Eine kleinere Gruppe stotternder Klienten erklärt dagegen, dass sie am allermeisten in entspannter, lockerer, also wenig anstrengender, Atmosphäre stottern. Im Laufe des Arbeitsalltags oder während eines Schultags gelingt es diesen Personen häufig, das Stottern zu verbergen und die Mitmenschen nicht hören zu lassen, dass sie Schwierigkeiten mit dem Sprechen haben. Sobald jedoch der Betroffene zu Hause ankommt und mit den vertrauten Angehörigen ein Gespräch beginnt, entfaltet sich die Redeflussstörung in ihrer ganzen Ausprägung.
Also was nun? Stottert man, wenn man aufgeregt ist, oder stottert man, wenn man entspannt ist? Das Typische und gleichzeitig auch Verwirrende am Stottern ist, dass man oft so wenig klare Anhaltspunkte hat. Manchen zuverlässigen Wenn-dann-Erfahrungen („Je mehr ich dies und das tue, desto mehr stottere ich") stehen Erfahrungen mit unvorhersehbaren Stotter-Ereignissen ‚aus heiterem Himmel' gegenüber. Viele stotternde Personen ahnen bereits vorher, wann ein Symptom kommen wird (was übrigens ausgesprochen günstig für die Therapie ist), während andere wiederum von ihren Symptomen völlig überraschend ‚erwischt' werden.

Auswirkungen auf den Alltag

Bei einzelnen stotternden Menschen kann das Kommunikationsproblem derart heftig auftreten, dass der eine oder andere es vorzieht, sich von der Gesellschaft zu isolieren. In der eigenen therapeutischen Praxis wurde dem Autor z. B. von einem stotternden Menschen berichtet, der sich auf der Insel La Gomera in eine Höhle am Meer zurückgezogen hatte. Diese Höhle konnte man nur bei Ebbe erreichen. Er lebte dort von der Außenwelt nahezu abgeschnitten ohne Strom und musste sich sein Trinkwasser und die Nahrung im fünf Kilometer entfernten Dorf holen. Dieser Mann war nach dem Hörensagen zufrieden mit seinem Leben, solange ihn niemand in seiner Einsamkeit störte (vgl. Decher 2006).
Ein Klient berichtete dem Autor von seinem völlig zurückgezogenen Leben. Außer mit dem fast tauben Vater hatte dieser Mensch keinerlei realen Kontakt zu irgendeinem Mitmenschen. In seinem Beruf war er ausschließlich mit der Pflege einer Datenbank beschäftigt. Kontakte mit Kollegen gab es nicht, sein Mittagessen nahm er stets alleine ein und suchte sich dazu auch immer einen Tisch ohne Sitznachbarn. In seiner Freizeit beschäftigte er sich fast ausschließlich mit dem Computer und spielte oft Online-Schachspiele.
Die Ehefrau eines anderen Klienten wiederum berichtete, dass sie zum Zeitpunkt des Kennenlernens das Stottern „richtig süß" fand und dass die Redeflussstörung ihr Interesse an dem Mann wahrscheinlich erst so richtig geweckt hätte.

Es gibt wenige Arten von Kommunikationsstörungen, bei denen Laien so unsicher sind wie beim Stottern. Immer wieder begegnet man dem zweifelhaften Rat, als Zuhörer geschwind zur Seite zu schauen und damit den Blickkontakt abzubrechen, wenn ein stotternder Mensch seine Symptome erklingen lässt. Die Verkäuferin im Bäckerladen schaut unsicher errötend zu Boden und der nette Inhaber des Feinkostladens erhöht sein hastiges Sprechtempo nochmals, wenn ein Betroffener bei ihm etwas bestellt und dabei ins Stottern gerät.

Einfach unbefangen in die Kommunikation starten: Für viele stotternde Menschen ist das ein Problem

Stottern und Schule

Viele erwachsene stotternde Personen berichten, dass die Schulzeit für sie eine schwierige und belastende Zeit war. Hänseleien und peinliche Situationen waren an der Tagesordnung. Aber selbst wenn Belustigungen der gesamten Klasse ausblieben, so gab es doch oft genug Situationen, in denen Betroffene einfach nichts gesagt haben, obwohl sie die richtige Antwort wussten – aus Furcht vor dem nächsten Stottersymptom. Zahlreiche Betroffene berichteten, dass sie lieber schlechte Noten in Kauf genommen hätten, als das Risiko einzugehen, vor der gesamten Klasse stottern zu müssen. Nicht selten gestehen Stotternde ihren Lehrern, sie hätten keine Hausaufgaben gemacht – nur um nicht abgefragt werden zu müssen –, obwohl sie ihre häuslichen Übungen sehr wohl durchgeführt haben und ihnen der Unterrichtsstoff vertraut ist. Aber auch für die Lehrerin oder den Lehrer ist es nicht immer einfach, stotternde Schüler auch als solche zu erkennen. Selbst wenn bereits festgestellt wurde, dass ein Schüler stottert, kann der Umgang mit den Sprechunflüssigkeiten für die Lehrer im Schulalltag eine besondere Herausforderung darstellen.

Stottern und Arbeit

Normalerweise benötigen stotternde Mitarbeiter keinen speziell eingerichteten Arbeitsplatz. Das Verhalten der Arbeitskollegen kann hingegen eine wichtige Rolle spielen. Stottern stößt in der Bevölkerung im Allgemeinen auf eine große Neugier – wie die große Resonanz auf den Film „The King's Speech" zeigt. Laien sind im Kontakt mit stotternden Personen häufig recht unsicher, wie sie sich zu verhalten haben. Gleichzeitig besteht seitens der Bevölkerung ein großes Interesse an dem Störungsbild Stottern. Viele Kommunikationspartner stotternder Menschen informieren sich gerne darüber, welche speziellen Probleme stotternde Personen haben und wie sie ihnen unterstützend zur Seite stehen können. Eine offene Auseinandersetzung mit der Sprechbeeinträchtigung erleichtert daher meist allen Beteiligten die Situation.

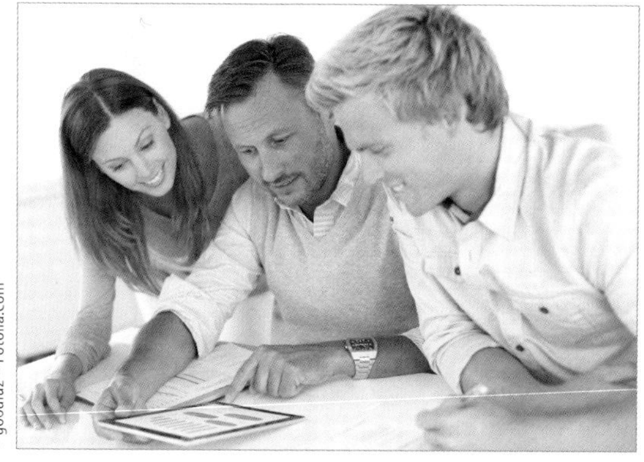

Kommunizieren im Arbeitsumfeld

Eventuell bestehende Vorurteile können durch sachliche Informationen abgebaut werden. Wenn die oder der Betroffene sich akzeptiert und ernst genommen fühlt, kann sich das Stottern im Arbeitsumfeld reduzieren. Hilfreich ist es, wenn Berufskollegen mit dem stotternden Menschen im Vorfeld absprechen, inwieweit das Stottern im Arbeitsumfeld thematisiert werden kann oder darf. In diese Gespräche sollten auch Kollegen mit Leitungsfunktionen einbezogen werden, ebenso Angehörige des Betriebsrates und Vertrauenspersonen der Schwerbehinderten im Unternehmen.

Die meisten Menschen, die stottern, wünschen sich im Gespräch mit ihren Arbeitskollegen ähnliche Verhaltensweisen wie im privaten Bereich: Gut gemeinte Ratschläge, wie z. B. „Ganz ruhig bleiben" oder „Immer schön langsam" sind wenig hilfreich. Am besten ist es, wenn Zuhörer stattdessen den Blickkontakt halten und ihr Gegenüber ausreden lassen, ihm also nicht das Wort aus dem Mund nehmen oder für ihn Sätze vervollständigen (vgl. BVSS 2010b).

Aus einem Brief eines stotternden Klienten an seinen Therapeuten:
Bei meinen Entscheidungen, welchen Beruf ich erlernen möchte, hat das Stottern in der Vergangenheit oft einen entscheidenden Einfluss auf das Ergebnis genommen. Häufig war mir die Tatsache nicht richtig bewusst. Auch heute noch schließe ich für mich viele Alternativen von Beginn an aus bzw. ziehe sie unbewusst wegen des Stotterns meist gar nicht in Betracht. So bleibt bei mir immer das Gefühl zurück, ich wäre „entschieden worden", anstatt selbst zu entscheiden.

Stottern im Alter

In letzter Zeit gibt es vermehrt Bemühungen, die Lebenssituation von älteren Erwachsenen zu beleuchten und einen Blick auf die private und familiäre Situation der reiferen Generation von Stotternden zu werfen. Dazu zählt das von der Bundesvereinigung Stottern und Selbsthilfe in Form von Prospekten, Broschüren herausgegebene Informationsmaterial sowie ein Film, der als DVD erhältlich ist, als auch veröffentlichte Studien zum Thema Stottern bei älteren Erwachsenen.

Im Jahr 2005 gründeten ältere Betroffene aus der ‚Generation 50 plus' innerhalb der Stotterer-Selbsthilfe die ‚Initiative Morgentau' mit dem Ziel, ihre altersspezifischen Interessen besser umzusetzen, Kontakte zu knüpfen, Seminare und Gesprächskreise abzuhalten und gemeinsam in der Freizeit etwas zu unternehmen. Darüber hinaus beabsichtigten sie, die Gesellschaft durch Öffentlichkeitsarbeit über die besonderen Probleme von Stotternden aufzuklären. Bereits kurz nach der Gründung der Initiative entstand die Idee, einen Film zum Thema „Stottern im Alter" zu drehen. Über dieses Thema gibt es so gut wie keine wissenschaftlichen Untersuchungen oder Ratgeber-Literatur, daher stellt auch die Veröffentlichung des Films „Früher habe ich möglichst wenig gesprochen" absolutes Neuland dar. Der Film, der über die Bundesvereinigung Stottern und Selbsthilfe e.V. (BVSS) erhältlich ist, befasst sich mit Fragen wie: „Welche Bedeutung hatte das Stottern für mein Leben? Wäre es ohne Stottern anders verlaufen? In welcher Hinsicht belastet mich mein Stottern heute noch? Kann ich als älterer Mensch noch etwas daran verändern?" Er gibt Einblicke in das Leben und die Welt älterer Stotternder und vermittelt Tipps zum Umgang mit dem Stottern und zur Kommunikation zwischen Stotternden und Nicht-Stotternden.

Mittlerweile gibt es regionale Selbsthilfe-Gruppen, die sich regelmäßig treffen und in denen das Stottern nicht mehr unbedingt die Hauptrolle spielt. Eine Internet-Suche oder eine Anfrage bei der BVSS liefert die nötige Information, wo die nächste Anlaufstelle dieser Art zu finden ist.

Stotternde und Nicht-Stotternde im gesellschaftlichen Vergleich

Der Studie von Kunkel (2009) ist zu entnehmen, dass die Zahl der Unverheirateten bei stotternden Menschen höher ist als im Durchschnitt der Bevölkerung (22 % gegenüber 10,5 %). Auch die Anzahl der geschiedenen Probanden lag mit 14 % leicht über der Durchschnittsangabe des Statistischen Bundesamtes von 10,5 %. Bezogen auf die Schulbildung fällt in dieser Untersuchung auf, dass deutlich mehr Teilnehmer der Studie ein Abitur besitzen, als es dem deutschen Durchschnitt entspricht. Allerdings fügt die Autorin einschränkend hinzu, dass eventuell Personen mit einem höheren Schulabschluss und damit einen höheren Bildungsstand eher bereit sein könnten, an einer solchen Studie teilzunehmen. Übereinstimmend gab die Mehrheit der Befragten an, sozial stärker isoliert zu sein als ihre nicht stotternden Mitmenschen. Dennoch fühlten sie sich nicht grundsätzlich in ihrer Kommunikation gestört.

Therapie des Stotterns

Wege in die Therapie

Wer eine Therapie für sich oder einen Angehörigen sucht, sieht sich einem unüberschaubaren Angebot gegenüber. Schon in der Vergangenheit haben konkurrierende Fachrichtungen sich immer wieder gegenseitig bekämpft und einander unseriöses Verhalten vorgeworfen. Und auch heute wird der Interessierte in steter Regelmäßigkeit über neue Therapierichtungen informiert.

Berichte über sensationelle Erfolge in der Therapie des Stotterns, die dem Zuschauer im Fernsehen oder dem Leser in Printmedien nahegebracht werden, sollte man generell mit Vorsicht betrachten: Alle bisherigen Forschungsergebnisse weisen darauf hin, dass sich ein chronisches Stottern zwar deutlich verbessern, jedoch nicht vollständig heilen lässt. In Einzelfällen mag so etwas möglich sein, es stellt jedoch nicht das allgemein zu Erwartende dar. Dennoch kann die Redeflussstörung durch eine Therapie wieder „heilen", der Betroffene also wieder vermehrt am sozialen Leben teilnehmen und eine deutlich erhöhte Lebensqualität für sich feststellen. Vorsichtig sollte man aber gegenüber Heilungsversprechen sein: Es ist eine völlig überzogene Illusion, die Redeflussstörung Stottern, die sich über viele Jahre ausgebildet und verfestigt hat, innerhalb von wenigen Wochen oder gar Tagen heilen zu wollen (vgl. Decher 2011).

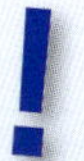

Tipp:
Eine gute Hilfe bei der Suche nach einer seriösen Therapie stellt der Kontakt mit der Bundesvereinigung Stottern und Selbsthilfe (BVSS) oder der Interdisziplinären Vereinigung der Stottertherapeuten (ivs) dar, die einen großen Überblick über die aktuell angebotenen Therapierichtungen haben und dem Suchenden gerne Informationen zukommen lassen:

- www.bvss.de
- www.ivs-online.de

Die Hauptrichtungen der Stottertherapie

Die meisten Methoden in der Stottertherapie sind schon seit Langem bekannt. Wirklich Neues kann also nur durch das Setzen neuer Behandlungsimpulse Beachtung finden. Selbst aktuellste Forschungsergebnisse, die die Struktur oder die Aktivität einzelner Hirnregionen als auffällig erkennen lassen, ändern im Grunde genommen nichts an der eigentlichen Therapie. Im Gegenteil – auch diese Forschungen belegen uns recht deutlich, dass durch eine Sprachbehandlung sogar organische Fehlfunktionen korrigiert werden können.
Im Folgenden werden zwei Hauptrichtungen in der Therapie des Stotterns beschrieben, die beide amerikanischen Ursprungs sind.

Fluency Shaping-Therapien/Sprechmodifikation

Beim Fluency Shaping geht es vor allem darum, den gesamten Sprechablauf dahin gehend zu verändern, dass die Symptome seltener werden oder gar nicht mehr auftreten. Das Ziel ist der Aufbau einer flüssigen Sprechweise, dabei werden tempoverlangsamende, rhythmisierende und betonende Sprechhilfen eingesetzt. Sprechhilfen können eine praktische Steigbügelfunktion haben und können – richtig angewendet – dem Stotternden zum ersten Mal in seinem Leben zu einer flüssigeren Form des Sprechens verhelfen. Da die gesamte Motorik des Sprechablaufs verändert und gesteuert werden muss, empfinden viele Stotternde die Anwendung eines veränderten, oft eher technisch klingenden Sprechens als unnatürlich, auffallend und Ich-fremd und teilweise auch anstrengend. Wenn es einem Stotternden jedoch gelingt, Sprechhilfen, die bei ihm zu einer Verflüssigung des Sprechens geführt haben, zu verinnerlichen, also wirklich zu einem Teil seiner selbst werden zu lassen, dann kann es möglich sein, dass der Stotternde über diese veränderte Form des Sprechens zu einer neuen Sprecher-Persönlichkeit gelangt und mit dieser auch flüssiger sprechen kann.
Gelingt es jedoch nicht, eine veränderte Form des Sprechens zu verinnerlichen, dann werden diese Sprechweisen für den stotternden Menschen immer etwas Technisches bleiben, das er als unnatürlich erlebt. Allerdings kann der stotternde Mensch mit Anwendung dieser Sprechhilfen zu einem flüssig klingenden Sprecher werden, sodass für den Zuhörer kein Unterschied zwischen flüssig klingendem Sprechen und wirklich flüssigem Sprechen besteht. Für viele stotternde Personen wird es dennoch ein Unterschied bleiben: Diese Methoden funktionieren nur, wenn man sie auch anwendet. Sobald der stotternde Mensch auf die Anwendung seiner Sprechhilfen verzichtet, beginnt er wieder zu stottern. Es mag vielleicht ein wenig wie in einer Schauspielschule anmuten – der Schauspieler lernt im Rahmen seiner Sprecherziehung eine andere Form der Gestaltung von Sprechen und Sprache.

Immer dann, wenn er Theater spielt, wird er sein Gelerntes anwenden. Über monatelange oder sogar jahrelange Übung kann der Schauspieler seine neue Form des Sprechens jedoch verinnerlichen und wird möglicherweise dauerhaft, sicher und ohne darüber nachzudenken mit seiner neuen Sprechweise kommunizieren.

Methoden des Fluency Shaping

Mit dem Ziel, den stotternden Menschen zu flüssigem Sprechen in jeder Situation zu führen, die Symptome also möglichst zu beseitigen oder zumindest deutlich zu reduzieren, verwenden Fluency Shaping-Therapien Sprechhilfen wie

- Anlautdehnen (Mmmarmmmelade)
- Vokaldehnen (Maaarmelaaade)
- prolongiertes Sprechen (Zeitlupensprechen)
- fraktioniertes Sprechen (Sätze werden in einzelne Satzelemente gegliedert, unter Anwendung von Pausen: „Es war einmal ein König – Pause – der hatte zwölf Töchter – Pause – die waren alle schön – Pause – doch die jüngste war so schön – Pause – dass die Sonne selbst – Pause – die doch so manches gesehen hatte – Pause ...")
- betontes Sprechen
- Einsatz von Koartikulation (Sprechen mit besonderer Aufmerksamkeit auf die Kinästhetik von Artikulationsbewegungen, d.h. den Lippenbewegungen und den Berührungspunkten der Zunge werden besondere Aufmerksamkeit gewidmet, dabei klingt das Sprechen häufig überdeutlich artikuliert)

Einzelne Elemente der genannten Sprechhilfen werden auch im Rahmen der Therapie mit Stottermodifikation verwendet (s. Abschnitt „Non-Avoidance-Therapien/ Stottermodifikation", S. 26). Man sieht an diesen Überschneidungen, dass sich Sprechmodifikation und Stottermodifikation durchaus zufriedenstellend ergänzen können.

In der Fluency Shaping-Therapie erarbeitet der stotternde Klient ein völlig neues Sprechmuster, bei dessen Anwendung überhaupt keine Stottersymptome mehr auftreten. Nach und nach wird das zunächst wenig natürlich klingende Sprechmuster einem immer natürlicher klingenden Muster angenähert. Um diese Ziele zu erreichen, ist ausgesprochen intensives Üben notwendig. Dies wird häufig in mehrwöchigen Intensivprogrammen erreicht. Kennzeichnend für Programme nach dem Fluency Shaping-Prinzip ist, dass sie systematisch aufgebaut sind und ihre Vorgehensweise exakt vorgegeben ist. Sie können somit auch weitgehend unabhängig von der Persönlichkeit der Therapeutin durchgeführt werden. Ihre Effektivität ist zum Teil durch Untersuchungen belegt.

Bisher lässt sich nicht exakt angeben, ob durch die Therapie eines Fluency Shaping-Programms das Stottern quasi ‚überlernt' werden kann, somit also die neue Sprechflüssigkeit automatisiert ablaufen kann, oder ob es sich um ein kontrolliert flüssiges Sprechen handelt, das beim Zuhörer flüssig klingend wirkt.
Kritisiert werden Fluency Shaping-Programme mit dem Vorwurf, durch die fest strukturierten Vorgehensweisen würden alle Klienten gleich behandelt, unabhängig von ihrer Individualität. Außerdem würden die stotternden Menschen nach einer solchen Therapie vor allem ihre Spontaneität und Sprechnatürlichkeit vermissen lassen – somit stelle Fluency Shaping eine Art perfektes Vermeiden dar (vgl. Decher 2011).

Non-Avoidance-Therapien/Stottermodifikation

Als Begründer dieser Therapierichtung gilt Charles Van Riper, der die Non-Avoidance-Therapie im angloamerikanischen Sprachraum bekannt machte. Die Arbeit in der Stottermodifikation hat das Ziel, das Stottern zu verändern, ohne dabei den Sprechablauf grundlegend zu verändern. Die Vorteile liegen darin, dass das individuelle Sprechmuster kaum verändert werden muss und die persönlichen Eigenarten des eigenen Sprechens erhalten bleiben. Der Klient verwendet nicht permanent eine Sprechhilfe, sondern korrigiert auftretende Symptome in dem Moment ihres Entstehens. Das kann natürlich nur funktionieren, wenn der stotternde Klient über eine ausgeprägte Selbstwahrnehmung verfügt und ein Stottersymptom kurz vor dem Auftreten, spätestens jedoch im Augenblick des Auftretens erkennen kann. In der Arbeit der Stottermodifikation versucht der Betroffene nicht etwa, eine neue Art des Sprechens zu erlernen, denn die speziellen Eigenheiten seines Sprechens, wie z. B. Tonhöhe, Sprechgeschwindigkeit, Pausensetzung und Artikulation, bleiben erhalten. Die therapeutische Wirkung besteht darin, das eigentliche Kernsymptom im Moment seiner Entstehung zu verändern, indem die Spannung gelöst und der angestrebte Laut weicher geformt wird.
Bei der Non-Avoidance-Therapie wird besonderer Wert darauf gelegt, nicht mehr ständig gegen das Symptom anzukämpfen, sondern flüssiger zu stottern. Das Ziel heißt nicht „flüssig sprechen um jeden Preis", sondern „leichteres Stottern ohne Angst und Frustration". Dieses Ziel wird dadurch erreicht, dass der stotternde Klient erkennt, dass sein Stottern nicht sein größter Feind ist, gegen den er ankämpfen muss. Stattdessen geht es darum, dass der Betroffene einen bewussten und gelasseneren Umgang mit seiner Störung erfährt und darüber zu einem gestiegenen Selbstwertgefühl gelangt. In der Non-Avoidance-Arbeit wird versucht, eine höhere Toleranz dem eigenen Stottern gegenüber zu erreichen und gleichzeitig eine qualitative und quantitative Reduktion der auftretenden Symptome zu erzielen. Hier soll der stotternde Mensch lernen, sein Stottern zuzulassen und als Teil seiner

selbst zu akzeptieren. Statt über Jahre hinweg einzig an dem Ziel zu arbeiten, das Stottern zu verbergen und zu bekämpfen und dabei immer verkrampfter damit umzugehen, kann über die Non-Avoidance-Arbeit das Stottern angstreduziert und ohne Scham und Frustration erlebt werden. Gleichzeitig wird daran gearbeitet, das Stottern weniger heftig werden zu lassen. Alle Formen von offenem, willentlichem und lockerem Stottern schulen den Klienten, frei und leicht mit seinem Stottern aufzutreten (vgl. Decher 2011).

Macht man sich die Tatsache bewusst, dass ein Stottern in dem Moment, in dem es ausdrücklich erwünscht ist, deutlich leichter auftritt oder sogar unmöglich wird, wird einem klar, dass an dieser Stelle ein wesentlicher Punkt zum Umgang, zur Veränderung und zur Therapie des Stotterns erreicht worden ist. Wenn es dem Betroffenen gelingt, sein Stottern selbstbewusster zu zeigen sowie offener und freier zu stottern, dann wird sich seine Angst vor dem Stottern reduzieren, das Peinlichkeitsgefühl wird nachlassen und die eigentliche Symptomatik wiederum reaktiv abnehmen.
Im deutschen und angloamerikanischen Sprachraum ist die Non-Avoidance-Therapie weit verbreitet. Der typische Ablauf einer solchen Therapie wird im Folgenden beschrieben:

Methoden der Non-Avoidance-Therapie

- 1. Identifikation
  Die Erweiterung von Selbst- und Fremdwahrnehmung gilt als Grundvoraussetzung für eine Veränderung. In der Identifikationsphase lernt der Klient seine Kern- und Begleitsymptomatik sowie seine Einstellungen und Überzeugungen bezogen auf das Stottern kennen. So kann er einen realistischen Einblick in die Häufigkeit und Heftigkeit seiner Symptome gewinnen. Ziel dieser Phase ist es, einen Überblick über die tatsächlich ablaufenden Symptome und auch die tatsächlich stattgefundenen Reaktionen von Zuhörern zu gewinnen, da viele Stotternde zu Beginn ihrer Behandlung keine realistische Einschätzung über die tatsächlich stattfindenden Ereignisse haben.

- 2. Desensibilisierung
  In der Desensibilisierungsphase geht es darum, entspannter mit dem eigenen Stottern umzugehen sowie eine größere Gelassenheit gegenüber Zuhörerreaktionen zu entwickeln. Eigene Ängste und Tendenzen zur eigenen Selbstbestrafung werden thematisiert und kontinuierlich abgebaut. Gleichzeitig sollen das Selbstwertgefühl und die Selbstzufriedenheit gesteigert werden.

In erster Linie geschieht dies durch einen offeneren Umgang mit der eigenen Störung. Da viele stotternde Klienten berichten, dass ihre Symptome leichter und weniger häufig auftreten, wenn der Zuhörer über das Stottern des Gegenübers Bescheid weiß, soll das Stottern thematisiert werden – ähnlich wie ein Outing. Denn wenn es offen bekannt ist, braucht der Stotternde deutlich weniger Energie aufzubringen, um das Stottern zu verbergen, zu kaschieren oder zu verheimlichen. Ist der Schritt der offenen Auseinandersetzung mit der Störung erst einmal getan, lebt es sich für viele Betroffene deutlich leichter.

- 3. Modifikation
  Im Rahmen der Modifikationsphase erarbeitet der Klient mithilfe von unterschiedlichen Sprechhilfen ein müheloseres, leichteres und flüssigeres Stottern. In der Phase der Modifikation benutzen viele Therapeutinnen weitere Sprechhilfen, wie sie z. T. bereits oben genannt wurden.

- 4. Stabilisierung
  In der Phase der Stabilisierung geht es vor allem darum, die erlernten Fähigkeiten mit und ohne therapeutische Unterstützung im Alltag anzuwenden und weiter auszubauen. Wenn es nicht bereits schon in der Modifikationsphase durchgeführt wurde, verlassen spätestens zu diesem Zeitpunkt Therapeutin und Klient besonders häufig den Therapieraum, um im echten Leben zu üben (In-vivo-Therapie). Mehr aber noch wird der Klient ohne Unterstützung der Therapeutin an seinem Stottern arbeiten, also eigenständig Übungen durchführen oder in ganz normalen Situationen des alltäglichen Lebens sein modifiziertes Stottern immer häufiger anwenden. Das gestiegene Selbstwertgefühl soll dazu führen, dass die Betroffenen sich häufiger in Kommunikationssituationen begeben und sich unterschiedlichen Anforderungen mit reduzierter Spannung stellen.

Aus dem Brief eines stotternden Klienten in der Non-Avoidance-Therapie an seinen Therapeuten:

Letzte Woche z. B. ging es dann wieder aufwärts. Ich hatte mir in den Kopf gesetzt, für meine Freundin echte, getrocknete Rosenblütenblätter zu kaufen (ist schwieriger, als man denkt). Da ich diese in zwei Tagen haben musste, war es nicht möglich, einmal schnell zum Blumengeschäft zu fahren und zu sagen, dass sie für mich alte Rosen aufheben sollten und ich sie dann irgendwann mal abhole.

Das Ganze wurde dann zu einer sehr guten Übung für mich. Ich bin von Geschäft zu Geschäft gegangen und habe die Verkäuferinnen gefragt.

Da es in den Geschäften keine Rosenblütenblätter zu kaufen gab, habe ich jedes Mal erzählt, wo ich schon überall war und ob sie nicht wüssten, wo man so etwas herbekommt. Da es die Verkäuferinnen meistens auch interessiert hat, wo es diese Blätter gibt, kamen fast immer längere Gespräche zustande (das längste über 15 Minuten). Alles zusammen hat zwar fast einen Tag gedauert (das ungefähr zwanzigste Geschäft hatte dann welche), aber es hat richtig Spaß gemacht, wieder zu merken, dass die Anspannung, bevor ich fremde Leute anspreche, sehr gering ist. Außerdem war es eine sehr gute Erfahrung und Übung für mich, die mich immer wieder voll motivierte.

Die Reihenfolge der Phasen wurde von Van Riper vorgegeben. Aus der klassischen Van Riper-Therapie haben sich jedoch auch andere Verfahrensformen ergeben, die teilweise die Modifikation und die Desensibilisierung in geänderter Reihenfolge schildern (vgl. Decher 2006).

Viele Therapeutinnen versuchen in ihrer täglichen Arbeit mit Stotternden beide Linien gleichzeitig zu verfolgen, wie zwei Stränge eines Gleises – die Sprechmodifikation mittels Sprechhilfen und die Stottermodifikation. Über diesen Weg werden gleichzeitig viele Klienten angesprochen und ihnen wird eine umfassende Behandlung angeboten. Die Betroffenen, die solche Methoden kombinierenden Therapieformen durchlaufen haben, haben je nach Situation größere Auswahlmöglichkeiten, wie sie mit dem Stottern umgehen möchten: entweder modifizierend, mit Sprechhilfen verhindernd oder ob sie es einfach zulassen möchten.

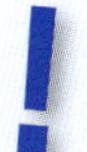

Tipp:
Therapien mit Kindern funktionieren anders, aber nach ähnlichen Prinzipien wie die hier geschilderten Methoden. Bei Kindern ist oft, wenn die Therapie früh genug beginnt, ein unauffälliges, flüssiges Sprechen zu erreichen. Hinweise auf therapeutische Vorgehensweisen bei stotternden Kindern finden Sie z. B. im Ratgeber „Stottern bei Kindern", Hansen/Iven 2011.

Weitere therapeutische Ansätze

Technische Hilfsmittel

In den letzten Jahren wurde versucht, eine altbekannte Technik wieder aufleben zu lassen. Es handelt sich dabei um die verzögerte akustische Rückkopplung, die mittels modifizierter Hörgeräte zur Anwendung kommt. Bereits seit den 50er-Jahren des Zwanzigsten Jahrhunderts weiß man, dass eine verzögerte auditive Rückmeldung der eigenen Sprachsignale (DAF – Delayed Auditory Feedback) bei Flüssigsprechern deutliche Elemente des Stotterns hervorrufen kann. Umgekehrt bewirkt eine verzögerte auditive Rückmeldung bei stotternden Menschen ein deutlich flüssigeres Sprechen. Während früher große Apparaturen dafür nötig waren, diesen Effekt zu erzielen, gibt es heutzutage durch die Miniaturisierung elektronischer Geräte die Möglichkeit, den Effekt mittels eines kleinen Hörgerätes zu nutzen, das entweder hinter dem Ohr (HdO-Gerät) oder im Ohr (IO-Gerät) getragen wird. Bei diesen relativ unauffälligen Geräten lassen sich die bevorzugte zeitliche Verzögerung und die angenehmste Lautstärke individuell anpassen. Zusätzlich gibt es auch die Möglichkeit, die Tonhöhe zu verändern (FAF – Frequency Altered Feedback). In der therapeutischen Praxis hat der Autor ein solches Gerät gelegentlich mit Klienten erprobt. Bei einzelnen Klienten zeigte sich kaum eine Veränderung des Sprechens, aber häufig war das Ergebnis wirklich überraschend. Dabei konnte bei einigen deutlich bis schwer stotternden Klienten eine erhebliche Reduzierung der Symptomatik erreicht werden, und oft war auch eine Verdeutlichung der Artikulation hörbar. Allerdings war das FAF, die Frequenzverschiebung des Tones, insgesamt wenig beliebt und wurde von keinem Klienten ernsthaft erprobt.

Der stark verflüssigende Effekt mittels akustischer Rückkoppelung tritt allerdings nur auf, wenn man das Gerät trägt und es auch eingeschaltet hat. Sobald das Gerät abgeschaltet oder abgenommen wird, ist kaum ein längerfristig anhaltender Übungseffekt erkennbar. Damit ist eine mögliche Nutzung für Leute denkbar, die in speziellen Situationen auf ein flüssigeres Sprechen besonders angewiesen sind – beispielsweise während eines Bewerbungsgespräches, beim Telefonieren oder während eines Vortrages.

Ebenfalls deutlich reduzierende Ergebnisse konnte man feststellen, indem man das Gehör von Stotternden mit einem gleichmäßigen Rauschen beschallte und damit den akustischen Kanal des Klienten vertäubte. Wie bei den Geräten mit verzögerter akustischer Rückmeldung verschwand der Effekt wieder, wenn das Gerät ausgeschaltet wurde. Vermutlich wirken diese technischen Verfahren, indem der Klient gezwungen wird, seine Aufmerksamkeit auf den Sprechakt und die Kinästhetik zu richten.

Bislang waren solche speziellen Hörgeräte extrem teuer – bis zu 4000 EUR kostete es, ein kleines und unauffälliges Hilfsmittel zu erwerben. Alternativ bieten sich Software-Lösungen für Mobil-Telefone oder MP3-Player an. Mittlerweile gibt es Applikationen, die in Minutenschnelle auf dem Handy installiert werden können und im Vergleich zu dem Hörgerät geradezu spottbillig sind. Als preiswerte Applikation hat diese Software auf jeden Fall eine Chance, in kritischen oder speziellen Situationen Verwendung zu finden. Auf diese Weise lässt sich die Anschaffung der extrem teuren Hardware umgehen und das DAF beziehungsweise FAF in ausgewählten Situationen anwenden. In der therapeutischen Praxis konnte eine 9,-EUR-Applikation überzeugen, die sich sowohl auf einem iPod als auch auf einem iPhone installieren ließ. Erwähnt werden muss, dass sich diese Applikation natürlich nicht während eines Telefonats nutzen lässt, wenn sie auf einem Mobil-Telefon installiert ist. Auch hier hilft im Zweifel eine Anfrage bei der BVSS oder beim Autor, um über aktuelle Hilfsmittel und Software Auskunft zu erhalten (vgl. Decher 2011).

Psychotherapeutische Verfahren

Schon seit langer Zeit werden psychotherapeutische Maßnahmen in der Therapie des Stotterns angeboten. Dabei kann man diese Therapieform keineswegs als veraltet bezeichnen. Auch heute werden viele Sprachtherapien als rein psychotherapeutische Behandlung oder in Kombination mit einer Sprechmuster verändernden Therapie angeboten.

Verhaltenstherapie

Nach Meinung der Verhaltenstherapeuten ist das Stottern ein gelerntes Verhalten, das durch die Konsequenzen des Verhaltens und die Reaktionen auf das Verhalten entsteht. Ebenso wie Verhalten gelernt werden kann, kann es auch wieder verlernt werden. Das eigentliche Zielverhalten wird durch intensive Übungsphasen und eine ausreichend lange Therapiedauer modelliert und ausgeformt.

Dynamische Stottertherapie

Kollbrunner (2004) schlägt sie zur Behandlung stotternder Menschen aller Altersstufen vor. Ausgehend von einer Ursachentheorie lenkt er den Blick auf die gesamte Lebensgeschichte des stotternden Menschen sowie auf die Lebensgeschichte seiner nächsten Bezugspersonen und deren Vorfahren. Eine Therapeutin, die das „Mehr-Generationen-Verständnis" missachtet, laufe Gefahr, sich in verhaltenstherapeutischen Sackgassen zu verlieren. Wenn es dem Stotternden dabei gelinge, sich nach und nach mit seinen hintergründigen Ängsten auseinanderzusetzen, könne er das schützende Symptom jedoch nach und nach entbehren.

Individualpsychologischer Ansatz

In der Therapie des Stotterns wurde dieser Ansatz im deutschsprachigen Raum vor allem von Schoenaker seit den 70er-Jahren des Zwanzigsten Jahrhunderts bekannt gemacht. Ausgehend von den Theorien der Individualpsychologie nach Alfred Adler entwickelt jeder Mensch seinen eigenen Lebensstil im Zusammenspiel und in Abhängigkeit von seiner sozialen Umgebung. Dabei definiert sich jeder Mensch durch die Begegnung und Auseinandersetzung mit anderen selbst.
Schoenaker (1981) beschreibt, dass für die Behandlung des Stotterns bei Erwachsenen die Entwicklung des Lebensstils eine wesentliche Rolle spielt. Ein wichtiger Schritt in der Therapie bestehe darin, die in der Vergangenheit geführten persönlichen Gedanken heute neu zu bewerten, was nichts anderes darstelle, als Überzeugungen zu verändern und somit bereit und frei zu sein, andere Erfahrungen zu machen.

Systemische Familientherapie

Die Systemische (Familien-) Therapie lässt sich auf verschiedene Autoren zurückführen, allen voran dürfte aber die Amerikanerin Virginia Satir als die Mutter der Systemischen Therapie bezeichnet werden. In den USA und in vielen europäischen Ländern – in Deutschland seit Ende 2008 – ist die Systemische Therapie ein anerkanntes Psychotherapieverfahren. In Deutschland konnten Studien belegen, dass die Systemische Therapie ein wirksames Psychotherapieverfahren darstellt, das sehr gute und dauerhafte Erfolge verspricht. Insofern ist es nicht verwunderlich, dass die Systemische Familientherapie auch bei der Behandlung von Stottern eingesetzt wird.

NLP – Neurolinguistische Programmierung

NLP entstand aus einer Kombination von Techniken bekannter amerikanischer Psychotherapeuten (V. Satir, F. Pearls, H. Erickson), die eine Systemische Therapie, Gestalttherapie und Hypnosetherapie propagierten. Grundannahme ist die Auffassung, dass der sprachliche oder gedachte sprachliche Ausdruck (der sogenannte „innere Dialog"), die bildlichen Gedanken sowie das Körpergefühl eines Menschen das subjektive Wahrheitsempfinden einer Person bestimmen.
NLP wurde bewusst in kritischer Abgrenzung zur etablierten wissenschaftlich fundierten Psychologie entwickelt. In der akademisch orientierten psychologischen Fachliteratur wird sie allerdings häufig noch als unwissenschaftlich bezeichnet.

Entspannungsverfahren
In der Behandlung des Stotterns werden häufig Entspannungsverfahren eingesetzt. Typische Methoden sind das Autogene Training, die Progressive Muskelentspannung nach Jacobson (Progressive Muscle Relaxation [PMR]) sowie Fantasiereisen. Alle diese Verfahren werden von der Therapeutin in unterschiedlichen Varianten angewendet. Im Allgemeinen handelt es sich nicht um festgelegte Zauberformeln, die auswendig gelernt vorgetragen werden müssen, sondern um individuelle, entspannende Methoden. Wichtig hierbei ist, dass der Klient alle einzelnen Übungsschritte selbst beherrscht, um sie nicht nur im Therapieraum, sondern auch im Alltag anwenden zu können. Beherrschte Übungsschritte aus dem Autogenen Training können einen Stotternden z. B. beim Einkaufen an der Käsetheke deutlich ruhiger werden lassen und somit zu einem fließenderen Sprechablauf führen. Bei der Progressiven Muskelentspannung lernt der Klient, bewusst Spannung aufzubauen, sie zu erspüren und sie dann willentlich zu lösen. Die Beherrschung dieser Technik befähigt einen Stotternden, im Moment des Stotterns die Spannung in den Artikulationsorganen zu lösen und mit deutlich geringerer Anspannung weiterzusprechen. Die Progressive Muskelentspannung dient also nicht nur der gesamtkörperlichen Entspannung, sondern sie stellt auch eine wichtige Vorstufe zum Anwenden von bestimmten Sprechhilfen dar (z. B. Blockauflösen/Pull-Out).

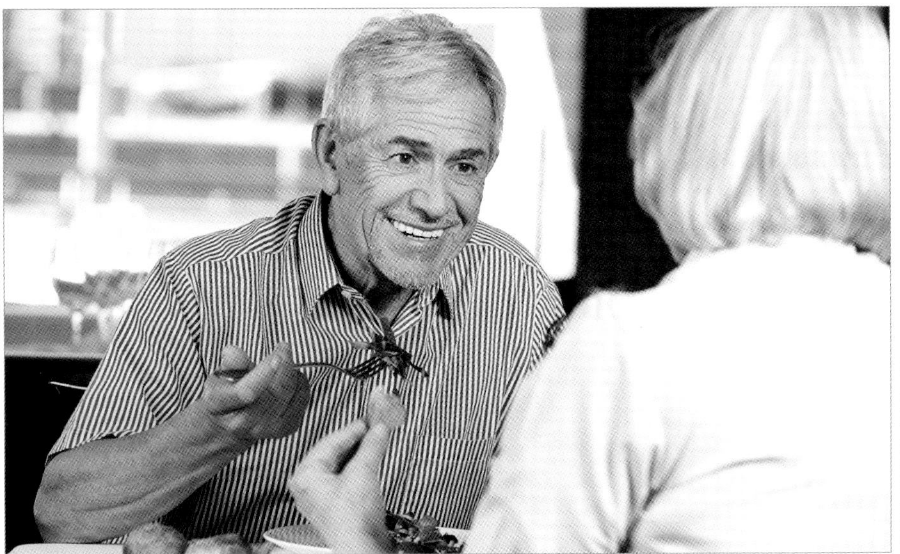

Entspanntes Umgehen miteinander

Was kann eine Therapie bewirken?

Zufriedenheit nach einer Therapie

Einer Studie von Kunkel (2009) ist zu entnehmen, dass die Mehrheit der Befragten der Ansicht war, ihre Stottersymptomatik habe sich im Laufe des Lebens positiv entwickelt, sei also weniger häufig und weniger heftig geworden. Viele der Teilnehmenden meinten, aufgrund ihrer Lebenserfahrung insgesamt entspannter mit dem Stottern umgehen zu können.
Die Befragten nannten eine große Anzahl unterschiedlicher Therapieverfahren, die sie im Laufe ihres Lebens ausprobiert hätten. Obwohl mehr als 80 % der Betroffenen angaben, dass innerhalb ihrer Therapie vor allem das Aufgeben von Vermeideverhalten schwierig gewesen sei, meinten die meisten Befragten, dass eine Kombination aus psychologischen und sprachtherapeutischen Therapieverfahren für sie am erfolgreichsten gewesen sei.
Bemerkenswert ist, dass über ein Drittel der Befragten angab, bereits schlechte Erfahrungen mit Sprachtherapeuten gemacht zu haben, und erstaunlicherweise wurde dies seitens der Befragten mit mangelndem Wissen der Therapeuten über das Themenfeld Stottern beschrieben.
Insgesamt leiden stotternde Menschen nicht häufiger an Depressionen als der bundesdeutsche Durchschnitt der Bevölkerung (Quelle: Statistisches Bundesamt 2007). Die Befragten scheinen sich im Laufe ihres Lebens mit der Behinderung arrangieren zu können, allerdings hat eine große Mehrheit der Beteiligten weiterhin bis ins hohe Alter hinein die Hoffnung auf Heilung und ist weiterhin bereit, an Therapien teilzunehmen, obwohl in der Vergangenheit häufig negative Erfahrungen gemacht wurden.

Therapeutische Unterstützung für Schule, Ausbildung und Beruf

Chancengleichheit

Chronisches Stottern ist eine körperliche Behinderung. Die mit dem Stottern oft einhergehende Sprechangst gehört ebenso zu den seelischen Behinderungen wie andere potenzielle Folgeerkrankungen des Stotterns (vgl. Rux/Ennuschat 2010). Auch im Sinne des Schwerbehindertenrechts gilt Stottern als eine Behinderung, die mit einem Grad von bis zu 50 % anerkannt werden kann (Quelle: BVSS). Meist ist diese Tatsache weder den Betroffenen noch den Prüfern in Schule, Studium oder

Ausbildung bekannt. Wie allen Menschen mit Behinderungen steht Stotternden ein Nachteilsausgleich zu – auch dann, wenn keine förmliche Anerkennung als Schwerbehinderter vorliegt. Die rechtliche Grundlage dafür bietet Artikel 3, Absatz 3 unseres Grundgesetzes, der besagt: „Niemand darf wegen seiner Behinderung benachteiligt werden".

Nachteilsausgleich in Schule und Studium

Beim Nachteilsausgleich geht es nicht darum, dass ein stotternder Schüler weniger leisten muss, um eine bestimmte Bewertung zu erhalten, sondern darum, dass er seine Leistungen auf eine Art erbringen kann, die seiner Sprechbehinderung gerecht wird.

In den meisten Bundesländern ist der Nachteilsausgleich für Schülerinnen und Schüler mit Behinderung in der Schulgesetzgebung geregelt. Er erstreckt sich auf die Leistungsbewertung und die Gestaltung der Prüfungsbedingungen. Im Fall Stottern kann dies eine unterschiedliche Gewichtung von schriftlichen und mündlichen Leistungen bedeuten oder eine Ersetzung mündlicher Prüfungen durch schriftliche. Bei mündlichen Prüfungen bieten sich verschiedene Hilfestellungen an – von Zeitzugaben bis hin zur Benutzung eines Computers, mit dem Antworten auf Leinwand oder Großbildschirm projiziert werden können (vgl. BVSS 2010).

Generell sollten sich stotternde Schüler, soweit es ihnen möglich ist, am Unterricht beteiligen und versuchen, ihre kommunikativen Fähigkeiten weiterzuentwickeln. Die Gewährung eines Nachteilsausgleichs sollte nicht zur Folge haben, dass stotternde Menschen grundsätzlich keine mündliche Beteiligung am Unterricht zu zeigen brauchen. Jeder stotternde Mensch zeigt eine individuelle Ausprägung seiner Symptomatik. Daher sollte ein Dialog zwischen Lehrern, dem betroffenen Schüler und gegebenenfalls den Eltern zu einer zufriedenstellenden Beantwortung der bestehenden Fragen führen.

Klären sollten alle Beteiligten, ob der Schüler aufgerufen werden oder sich lieber selbst melden möchte. Auch die Frage, ob das Sprechen vom Platz aus, lieber stehend oder sitzend gewünscht wird bzw. ob eine Präsentation frontal vor der Klasse denkbar ist, sollte diskutiert werden.

Vorstellbar ist auch, dass ein Lehrer das Wissen ohne Beisein der Klasse abfragen kann.

Eventuell können mündliche Leistungen durch zusätzliche schriftliche Arbeiten in Form von Hausarbeiten ersetzt oder ergänzt werden. Referate könnten beispielsweise bereits zu Hause auf Bild- oder Audioformaten (Video, MP3 etc.) aufgenommen und dann in der Schule präsentiert werden.

Die Verwendung von technischen Hilfsmitteln (s. Abschnitt „Technische Hilfsmittel", S. 30) ist in Deutschland nicht sehr verbreitet, es wäre jedoch wünschenswert, sie im Unterricht zuzulassen.
Bei ausgeprägter Stottersymptomatik ist eine Verlängerung der Antwortzeiten in mündlichen Prüfungen zu gewähren. Genauso kann es erforderlich sein, eine mündliche Prüfungsaufgabe schriftlich zu beantworten.

Die Gewährung des Nachteilausgleichs setzt einen Antrag der Eltern oder des Schülers voraus. Eine Behinderung muss durch ein ärztliches Attest festgestellt sein. Ein Gutachten eines Sprachtherapeuten reicht unter Umständen nicht aus, sodass je nach Bundesland häufig noch eine schulinterne Diagnostik erfolgt, z. B. durch einen Amtsarzt oder einen sonderpädagogischen Dienst (vgl. BVSS 2012).

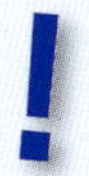

Tipp:
Weiterführende Informationen gibt die Veröffentlichung „Die Rechte stotternder Menschen in Schule, Ausbildung und Studium" (Rux/Ennuschat 2010), die vom Demosthenes-Verlag der BVSS herausgegeben wurde.
Über die BVSS kann der interessierte Leser Beispiele und Vorschläge zur Anwendung des Nachteilsausgleichs für stotternde Schülerinnen und Schüler erhalten.
Dort finden Sie ebenfalls eine Linkliste zum Schul- und Hochschulrecht sowie zu den Rechten für Berufsbildung, Erwachsenen- und Weiterbildung, die über den Deutschen Bildungsserver angeboten wird.
Weitere Informationen zum Nachteilsausgleich an Hochschulen und zum Thema „Studieren mit Behinderung" bietet das Deutsche Studentenwerk.

Stottern und ICF

Die ICF (International Classification of Functioning, Disability and Health) wurde von der Weltgesundheitsorganisation im Jahre 2001 vorgestellt und verabschiedet. Seit 2005 liegt sie in einer deutschen Übersetzung vor. Die derzeitige Endfassung mit dem Stand Oktober 2005 ist als vollständige Datei im Internet kostenlos erhältlich (www.dimdi.de).

Die ICF ist ein Modell, das patientenbezogene Daten im Zusammenhang mit Gesundheit und Krankheit erfasst. Sie ist eine Weiterentwicklung der 1980 erstellten ICIDH (International Classification of Impairments, Disabilities and Handicaps), die noch ein lineares Krankheitsfolgenmodell repräsentierte: Eine bestimmte Schädigung (impairment) führte zu Beeinträchtigungen der Handlungsfähigkeit (disability) und damit auch zu Einschränkungen in sozialen Bezügen (handicap). In der ICF wurden die Komponenten erweitert und stehen in Wechselwirkung zueinander.

In Deutschland wurden wesentliche Aspekte der ICF im SGB IX (Neuntes Buch des Sozialgesetzbuches zur Rehabilitation und Teilhabe behinderter Menschen) aufgenommen (Sozialgesetzbuch 2005). In vielen Bereichen der Rehabilitationsmedizin wurde die ICF bereits zum Standard.

Der Begriff der Funktionsfähigkeit eines Menschen umfasst alle Aspekte der funktionalen Gesundheit. Eine Person ist funktional gesund, wenn – vor dem Hintergrund ihrer Kontextfaktoren –

1. ihre körperlichen Funktionen (einschließlich des mentalen Bereichs) und Körperstrukturen denen eines gesunden Menschen entsprechen (Konzepte der Körperfunktionen und -strukturen),
2. sie all das tut oder tun kann, was von einem Menschen ohne Gesundheitsproblem (ICD) erwartet wird (Konzept der Aktivitäten),
3. sie ihr Dasein in allen Lebensbereichen, die ihr wichtig sind, in der Weise und in dem Umfang entfalten kann, wie es von einem Menschen ohne gesundheitsbedingte Beeinträchtigung der Körperfunktionen oder -strukturen oder der Aktivitäten erwartet wird (Konzept der Partizipation [Teilhabe] an Lebensbereichen).

Viele (Stotter-) Therapeutinnen arbeiten in der Praxis bereits seit vielen Jahren personzentriert und berücksichtigen biopsychosoziale Aspekte.

Patientenzentrierte und ICF-orientierte Therapieplanung

Individuelle Ressourcen und Defizite in den unterschiedlichen Komponenten erfordern eine personorientierte, auf den jeweiligen stotternden Menschen spezifisch zugeschnittene Therapie. Die persönlichen Ziele des betroffenen Klienten müssen in der Planung maßgeblich beinhaltet sein.
Die Verbesserung der Sprechflüssigkeit ist ein wichtiger Baustein zur Verbesserung der funktionalen Gesundheit. Sie ist allerdings nur *ein* wichtiger Baustein. Verbesserte Sprechflüssigkeit bedeutet nicht zwangsläufig auch verbesserte kommunikative Kompetenz und gelungene Partizipation. Chronisch stotternde Jugendliche und Erwachsene haben oft über einen langen Zeitraum stark fixierte Verhaltensstrukturen der kommunikativen Vermeidung entwickelt. Neue, gewünschte Verhaltensweisen müssen in der Therapie gezielt erarbeitet und integriert werden.
Das Ziel einer Therapie ist Teilhabe und Lebensqualität im täglichen Leben. Das Training der sprechmotorischen oder sozialen Kompetenzen darf sich daher nicht ausschließlich an der Leistungsfähigkeit im Therapieraum orientieren. Maßstab der Bemühungen sind die Aktivitäten und die Teilhabe im Alltag. Vor diesem Hintergrund erscheint es geradezu zwingend notwendig, In-vivo-Arbeit, also Übungsschritte außerhalb des Therapieraumes, ‚im Leben' mit dem Therapeuten und natürlich in Eigenarbeit stattfinden zu lassen. Als Ziel jeder Therapie ist die Übertragung des Gelernten in den Alltag zu fordern und sicherzustellen.
Die Akzeptanz des Stotterns oder des Reststotterns nach erfolgter Therapie ist wichtige Bedingung, um sich selbstbewusst in Kommunikationssituationen bewegen zu können.
Akzeptanz stellt dabei keinen Widerspruch zu dem Therapieziel „Reduktion der Stottersymptomatik" dar. Bei chronisch stotternden Menschen werden auch nach einer erfolgreichen symptomreduzierenden Therapie immer wieder Stottersymptome auftreten. Der gelassene Umgang damit stellt die beste Rückfallvorbeugung dar (vgl. Rapp 2007).

Selbsthilfe- und Therapeutenvereinigungen

Die Bundesvereinigung Stottern und Selbsthilfe e.V. (BVSS)

Die Bundesvereinigung Stottern und Selbsthilfe wurde 1979 aus der in den Siebzigerjahren entstandenen Selbsthilfebewegung heraus gegründet – ersonnen von Betroffenen für Betroffene. Motivation der Mitglieder der lokalen Stotterer-Selbsthilfegruppen war und ist es, ihr Geschick selbst in die Hand zu nehmen und sich als Betroffene innerhalb des Gesundheitswesens zu emanzipieren. Mit der Gründung einer überregionalen Organisation, der BVSS, weitete die Stotterer-Selbsthilfe ihre Arbeit schließlich auf die Belange aller stotternden Menschen in Deutschland aus – mit dem Ziel, deren Lebenssituation zu verbessern und dem Entstehen von Stottern entgegenzuwirken.

Heute ist die Bundesvereinigung Stottern und Selbsthilfe e.V. *die* Interessenvertretung stotternder Menschen in Deutschland und mit ihrer Informations- und Beratungsstelle die zentrale Anlaufstelle für Ratsuchende, Fachleute und Medien. Über die BVSS kann der Interessierte kostenlose Materialien zur Information erhalten – als Printmedien oder als Download. Angeboten werden Informationen über das Stottern allgemein, Informationen speziell für Eltern und Jugendliche oder Informationen für Eltern und Erzieher/innen. Weiterhin erhalten Ratsuchende Faltblätter zum Thema Stottern bei Kindern, Stottern und Schule sowie Tipps zur Therapeutensuche (vgl. Decher 2011).

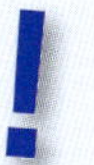

Bundesvereinigung Stottern und Selbsthilfe e.V.
Zülpicher Straße 58
50674 Köln
Tel.: +49 (0) 221 1391106
Fax: +49 (0) 221 1391370
E-Mail: info@bvss.de
Internet: www.bvss.de

Inzwischen sind dort auch Informationen in türkischer Sprache und russischer Sprache erhältlich.

Über den BVSS-eigenen Fachverlag (Demosthenes-Verlag) ist ein großes Angebot an Ratgebern, themenbezogener Literatur, Kinderbüchern und Filmen erhältlich. Die BVSS organisiert Kampagnen und betreibt Öffentlichkeitsarbeit. Sie fordert einen Abbau der Diskriminierung von stotternden Menschen, die Installation einer effektiven Prävention und schulische Förderung. Ferner informiert sie über relevante Rechtsgrundlagen, die für stotternde Menschen von Interesse sind.

Über einen Kontakt mit der BVSS kann sich jeder Interessierte beraten lassen, welche Therapieform für ihn geeignet ist, was geeignete Stottertherapeutinnen auszeichnet und wie ein selbstbewusster Umgang mit dem Stottern möglich ist.

Betroffene, deren Angehörige, aber auch Fachleute, wie z. B. überweisende Ärzte, können in ein Therapeutenverzeichnis Einblick nehmen, das regelmäßig aktualisiert wird und bundesweit gültig ist. In dieses Verzeichnis können sich Therapieanbieter eintragen. Die BVSS erhebt dabei Daten zur therapeutischen Qualifikation und Tätigkeit, z. B. seit wann die betreffende Therapeutin Stottertherapien anbietet, welche Fortbildungen und Zusatzausbildungen sie nachweisen kann und ob sie eventuell auch ivs-zertifiziert ist (s. Abschnitt „Die Interdisziplinäre Vereinigung der Stottertherapeuten e.V. ivs", S. 43). Weiterhin wird erfragt, ob die jeweilige Therapeutin Kinder, Jugendliche oder Erwachsene betreut, ob das Therapieangebot in Einzel- oder als Gruppensitzungen stattfindet und ob ambulante, stationäre oder teilstationäre Therapien angeboten werden. Interessierte Menschen können auch erfahren, nach welchem therapeutischen Konzept die Therapeutin vorgeht. Aufgrund dieser Angaben erhalten Ratsuchende bereits vorab umfassende Informationen über Therapeutinnen in Wohnortnähe.

Die BVSS fördert die Gründung und Organisation von Stotterer-Selbsthilfegruppen. Sie bietet Veranstaltungen zum Erfahrungsaustausch und zur Vernetzung von Betroffenen an und organisiert Seminare für stotternde Menschen und deren Angehörige.

Einmal monatlich wird das Mitgliedermagazin der Bundesvereinigung Stottern und Selbsthilfe DER KIESELSTEIN herausgegeben. Das inhaltliche Konzept bietet neben Erfahrungsberichten, Fachartikeln, Seminar- und Vereinsinformationen zusätzlichen Raum für Denkanstöße und Buch- oder Filmrezensionen, die das Thema Stottern berühren oder behandeln.

Eine Zugehörigkeit in der Bundesvereinigung Stottern und Selbsthilfe e. V. ist in Form einer vollen Mitgliedschaft oder einer Fördermitgliedschaft möglich. Eine Mitarbeit im Ehrenamt ist ebenfalls möglich. Die Arbeit der Bundesvereinigung kann auch mit Spenden unterstützt werden.

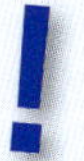

Kontaktadressen für die Österreichische und Schweizerische Selbsthilfe

Österreichische Selbsthilfe-Initiative Stottern (ÖSIS)
Brixner Straße 3
A-6020 Innsbruck
Tel. und Fax: +43 512 584 869

Vereinigung für Stotternde und Angehörige (VERSTA)
Geschäftsstelle
Äussere Bleikenstr. 1
CH-3775 Lenk im Simmental BE
Tel.: +41 33 733 07 31
Fax: +41 33 733 07 30

Die Interdisziplinäre Vereinigung der Stottertherapeuten e.V. (ivs)

Die ivs ist eine Vereinigung, in der sich Stottertherapeuten, Ärzte, Lehrer, Wissenschaftler und Fachleute aus unterschiedlichen Disziplinen, die sich mit dem Thema Stottern und anderen Redeflussstörungen beschäftigen, zu einem Netzwerk zusammengeschlossen haben. Die ivs bietet ein Forum für einen Austausch unter Fachleuten und einen Informationspool für Interessierte.

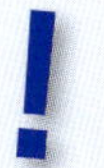

Interdisziplinäre Vereinigung der Stottertherapeuten (ivs)
E-Mail: info@ivs-online.de
Internet: www.ivs-online.de

Das grundsätzliche Anliegen der ivs wird in der Satzung wie folgt beschrieben:
Zweck des Vereins ist es, die Kompetenzen von Stottertherapeutinnen und Stottertherapeuten zu erweitern, um die Qualität der Diagnostik, Beratung, Therapie und Rehabilitation bei Stottern und anderen Redeflussstörungen zu verbessern.

Nach dem Therapieverständnis der ivs ist die therapeutische Beziehung ein entscheidender Wirkfaktor. Die Person der Stottertherapeutin ist dabei mindestens genauso wichtig wie die Methoden. In einem ICF-basierten Therapieverständnis ist die Therapeutin diejenige, die die individuellen Klientenbedürfnisse ermitteln kann, die Therapie konsequent an den individuellen Teilhabezielen und der Alltagsbedeutung des Stotterns ausrichtet und den Therapieerfolg an der verbesserten Lebensqualität im Alltag misst. Die Einstellung oder Haltung der Stottertherapeutin und ihre Sozial- und Selbstkompetenzen sind mindestens genauso wichtig wie ihr methodischer Ansatz oder die sichere Anwendung ihrer Methoden.

Besondere Aspekte der Stottertherapie

Sollen Therapeutinnen selbst Stotternde sein?

Es wird immer wieder darüber diskutiert, ob es von Vorteil ist, wenn die Therapeutin selbst Stotternde ist. Viele berühmte Entwickler von Stottertherapien im 20. Jahrhundert waren selbst betroffen und haben ihre Therapien nicht nur aufgrund der wissenschaftlichen Erkenntnisse, sondern auch auf der Basis eigener Erfahrungen konzipiert. Es ist bestimmt hilfreich, wenn eine Therapeutin die Nöte, Schwierigkeiten und Probleme eines Betroffenen als (ehemals) selbst stotternder Mensch aus eigener Erfahrung kennt, weil sie dann besonders gut ‚mitreden' kann. Andererseits sollte eine ausgebildete und qualifizierte Stottertherapeutin, die selbst keine eigene ‚Stotterkarriere' hinter sich hat, auftretende Emotionen und die Lebenssituation ihres Gegenübers dennoch vollständig erfassen und nachvollziehen können.

Stotternde Klienten wiederum beklagen hin und wieder, dass ehemals stotternde Therapeutinnen offensichtlich mit ‚ihrer Methode' geradezu ‚missionarisch' auftreten und alles daransetzen, die eigene erfolgreiche Therapierichtung verbreiten zu wollen. Dies birgt die Gefahr, dass jedem Klienten eine wenig individuell orientierte Behandlung angeboten wird, ganz gleich, ob diese wirklich zu ihm persönlich passt, so wie es von vielen Fachleuten gefordert wird und wie es auch in der ICF verankert ist (vgl. Decher 2011).

Ambulante vs. stationäre Behandlung

Es gibt in der Bundesrepublik Deutschland und im benachbarten Ausland eine ganze Reihe von Einrichtungen, in denen Stotternde eine stationäre Behandlung angeboten bekommen.

Stationäre oder intensive Therapieangebote können einen sehr konzentrierten Einstieg in die Behandlung ermöglichen, müssen aber unbedingt anschließend weitergeführt werden, und zwar über eine ambulante Weiterbetreuung oder wenigstens über regelmäßige Telefonsprechstunden.

Erfolg versprechende stationäre Behandlungsangebote zeichnen sich dadurch aus, dass sie meist in Gruppen durchgeführt werden, mehrere Wochen dauern, die Klienten vor Beginn ausführlich über alle Schritte informieren, das Umfeld des Klienten einbeziehen, den Transfer in den Klientenalltag unterstützen und die Therapie selbst flexibel auf die Bedürfnisse der Klienten zuschneiden.

Bei ambulanten Therapieformen reicht es für einen Einstieg eventuell nicht aus, einen Termin pro Woche wahrzunehmen. Sofern es sich organisieren lässt, ist es empfehlenswert, zu Beginn der Behandlung für die Dauer von einigen Wochen zwei bis drei Termine pro Woche einzurichten, um dann mit zunehmender Therapiedauer die Abstände zwischen den einzelnen Sitzungen zu verlängern. Viele Praxen für Kommunikationsstörungen bieten ausschließlich einmal pro Woche eine Therapiesitzung mit dem Klienten an. Es wäre sicher effektiver, bei Behandlungsbeginn öfter als nur ein Mal pro Woche zu therapieren. Dadurch würde sich auch die Gesamtbehandlungszeit verringern und schneller ein Therapieplatz für den nächsten Patienten frei werden.
Bei einer intensiv-ambulanten Betreuung besucht der Patient mehrmals täglich die Institution und organisiert seine Unterkunft und Verpflegung selbst.

Therapie in Einzel- oder Gruppensettings

In der Therapie des Stotterns werden Einzel- und Gruppensitzungen angeboten. Beide Modelle bieten sowohl Vor- als auch Nachteile.
In der Einzeltherapie kann die Therapeutin ihre gesamte Präsenz auf den einzelnen Klienten konzentrieren. So hat dieser Gelegenheit, die Inhalte der Therapie sehr intensiv zu erarbeiten, zu üben und anzuwenden.
In einer Gruppentherapie wiederum entsteht eine eigene Gruppendynamik, die es den Klienten erleichtert, offen mit ihrem Stottern umzugehen. Das gemeinsame Erarbeiten und Erproben der Therapieinhalte verbindet und motiviert, Neues zu erforschen und weiterzukommen.
Gruppensitzungen können ambulant mit einer Sitzung in der Woche oder als Intensivtherapie angeboten werden. Intensivtherapien sind zum Beispiel Sommercamps für Kinder und Jugendliche, es gibt aber auch Intensivtherapien für Jugendliche und Erwachsene. In einer Gruppentherapie ist es wiederum denkbar, dass die Therapeutin dem Einzelnen nicht genügend Zeit schenken kann, um sich mit individuellen Problemstellungen zu befassen.
Im Zusammenhang mit Intensivtherapien wurden in den vergangenen Jahren mehrere Studien durchgeführt, die die Wirksamkeit dieser Therapiemaßnahmen nachweisen konnten (Cook 2010). Die Ergebnisse dieser Studien zeigen bei manchen Intensivtherapien gute und anhaltende Erfolge. Dennoch scheint es für stotternde Personen immer schwieriger zu werden, von den Kostenträgern (Krankenkassen) eine Übernahme für die Behandlungskosten und den Aufenthalt z. B. in einem Sommercamp zu erreichen.

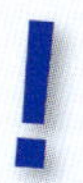

Beispiel:
Nach dem Ende einer mehrwöchigen Gruppentherapie schickte M., 14 Jahre alt, seiner Therapeutin eine Postkarte, die einen sturm- und wellenumtosten Leuchtturm zeigt.
Auf der Rückseite notierte er: „Dort Boot zu fahren, macht mir mehr Angst, als bei jedem Wort zu stottern ..."

Hardmeier-Hauser und Meixner-Witzinger (in Katz-Bernstein/ Subellok 2002, 102) sehen gute Möglichkeiten in einer Kombination der Methoden. In ihrem Züricher Konzept ziehen sie folgendes Fazit: „Indem alternierend in der Gruppe und in Einzeltherapie gearbeitet wird, kann individuellen Bedürfnissen der Betroffenen am ehesten entsprochen werden. So können einerseits individuelle Probleme angegangen und andererseits soziales Lernen gefördert werden."

Woran erkennt man ein unseriöses Therapieangebot?

In der Behandlung des Stotterns werden immer wieder Verfahren vorgestellt, die in der Fachwelt äußerst kontrovers diskutiert werden. In steter Folge kann man sich in Print- oder elektronischen Medien über ‚sensationelle' Methoden informieren, die quasi die Heilung des Stotterns in kürzester Zeit versprechen.
Im Folgenden wird beschrieben, wie der Leser eine Unterscheidung zwischen seriösen und unseriösen Therapieangeboten treffen kann.

Unseriöse Therapieanbieter
sind im Allgemeinen daran zu erkennen, dass sie unhaltbare Versprechungen machen: Es wird zugesichert, dass jeder Betroffene durch die Teilnahme an der angebotenen Behandlung jederzeit und überall symptomfreies Sprechen, und damit eine Heilung, erreichen kann. Natürlich geht das nur, wenn genau diese – und keine andere – Methode angewendet wird.
Diese Anbieter versprechen dem Interessenten, dass ihre eigene Therapie gewissermaßen unfehlbar ist. Für den außergewöhnlichen Fall, dass die versprochene Sprechflüssigkeit nicht eintritt, trägt der Patient die Schuld daran, weil er nicht konsequent genug geübt hat. Die Methode oder die Qualität der Therapiedurchführung wird jedoch in keiner Weise in Zweifel gezogen. Häufig kann man lesen, dass kostenlose Nachschulungen angeboten werden, was zunächst nach einem fairen Angebot klingt. Allerdings haben Betroffene berichtet, dass sie während ihrer kostenlosen Nachschulung den anderen Teilnehmern als eine Person vorgestellt wurden, die es durch inkonsequentes Üben versäumt habe, die angebotene Me-

thode konsequent anzuwenden – als Negativbeispiel also. Im Ergebnis entwickeln diese Klienten aus diesen Erfahrungen heraus nicht selten Schuldgefühle, weil sie allein die Verantwortung für den ausbleibenden Therapieerfolg zugeschrieben bekommen (vgl. Zückner 2001, Decher 2011).
Unseriöse Therapeuten erkennt man auch daran, dass ihre Methode bei nahezu allen Betroffenen – oder zumindest bei einer hohen Prozentzahl der Teilnehmer (mindestens aber 80 %) – erfolgreich sein soll, wobei diese Zahlen stets Cirkaangaben sind. Eine wissenschaftliche Auswertung dieser Ergebnisse über eine fundierte Evaluation kann jedoch in der Regel nicht vorgelegt werden.
Es mag zwar hier und da vereinzelt Menschen geben, die nach dem Erwerb eines chronischen Stotterns auch im Erwachsenenalter noch eine vollständige Heilung vom Stottern erfahren haben – nach allem, was in der Literatur dazu bislang bekannt ist, ist so etwas jedoch nur in Einzelfällen beobachtbar (vgl. Zückner 2001, Bloodstein 1995).
Der Interessierte stößt auch immer wieder auf Dankesschreiben, die manche Institute in ihren Flyern oder auf ihren Homepages veröffentlichen. Diese sind zumindest mit Vorsicht zu genießen. Manche Anbieter platzieren auch gerne anerkennende Schreiben von Fachleuten oder bewundernde Kommentare von anderen Therapeutinnen auf ihrer Homepage. Besondere Wachsamkeit ist geboten, wenn ein Anbieter erklärt, dass viele seiner Klienten bereits etliche erfolglose Therapien hinter sich hätten, bevor sie nun aber endlich zu ihrem Glück gefunden hätten – damit stellen manche Therapieanbieter ihre Methode als allerletzten Ausweg, als allerletzte Möglichkeit dar. Wenn eine Therapie bei ihnen keinen Erfolg hat, kann sie auch woanders nur erfolglos bleiben (vgl. Decher 2011).

Manche Therapieinstitutionen betreiben gelegentlich eine großspurige Werbung, die von einigen ‚Gesundheitsillustrierten' dankbar angenommen und gerne veröffentlicht wird. Sie verweisen dabei auf ihre Erfolgsstatistiken, doch genauer betrachtet erweisen sich diese Statistiken selten als hieb- und stichfest. Wenn es darum geht, den Flüssigkeitsanteil in der Rede eines Stotternden in der Übungssituation zu messen, wird wohl jede Therapeutin ein Ergebnis von über 90 % erreichen. Immer wieder ärgerlich ist es, Statistiken vorgelegt zu bekommen, in denen keinerlei Alltagsrelevanz zu erkennen ist.

Vorsicht ist auch bei Heilungsversprechen geboten. Es ist eine völlig überzogene Illusion, ein Stottern, das sich über viele Jahre ausgebildet und gefestigt hat, innerhalb von wenigen Wochen oder gar Tagen heilen zu wollen (vgl. Decher 2011).

Eine *seriöse Therapeutin*
gibt zu, dass es auch bei ihr schon vorgekommen ist, dass ein Klient eine Behandlung abgebrochen hat oder im Einzelfall eine Behandlung nicht zufriedenstellend verlaufen ist. Eine seriöse Therapeutin wird vor allem niemals Versprechungen zu Zeitdauer und Ergebnis der Therapie machen. Die BVSS hat dazu im Jahr 2011 eine Erklärung abgegeben, die an dieser Stelle in Auszügen zitiert wird:

- Nicht alle Anbieter von Stottertherapien sind ausgebildete Logopäden, Sprachtherapeuten oder Ärzte.
  Unser Rat: Bitte hinterfragen Sie kritisch, über welche fachliche Qualifikation ein Anbieter von Stottertherapie verfügt.
- Stottern lässt sich zwar mit einfachen Änderungen der Sprechweise rasch vermindern, diese können deshalb kurzfristig eine Heilung vorgaukeln. Sie sind jedoch bei den allermeisten Betroffenen in der Regel langfristig für den Alltag ungeeignet.
  Unser Rat: Seien Sie bitte skeptisch bei einstufigen Therapieangeboten, die sich auf das kurzfristige Einüben bestimmter Techniken beschränken.
- Nach aller Erfahrung braucht eine qualifizierte Stottertherapie für langfristigen Erfolg eine Dauer von vielen Wochen bis Monaten.
  Unser Rat: Bitte seien Sie bei dem Versprechen von Wunderheilungen innerhalb weniger Tage sehr vorsichtig.
- Das Problem aller Stottertherapien ist die langfristige Umsetzung des Erlernten im Alltag. Rückfälle in alte Sprech- und Verhaltensmuster sind eher die Regel als die Ausnahme. Entscheidend ist daher in einer guten Stottertherapie die Qualität und Dauer der Nachsorge nach Beendigung der eigentlichen Therapie.
  Unser Rat: Bitte hinterfragen Sie kritisch, ob und wie die Nachsorge bei einem Anbieter von Stottertherapie ausgestaltet ist.

(Quelle: http://www.bvss.de/images/stories/pdf/Erklaerung_der_BVSS_zu_Stottertherapien.pdf)

Welche weiteren Merkmale seriöse Stottertherapeutinnen auszeichnen und mit welchen Rahmenbedingungen sie arbeiten, lässt sich auf der Homepage der ivs nachlesen.
Im Zweifel hilft eine Nachfrage bei der BVSS oder eine Suche bei der ivs weiter. Die dort beschäftigten Mitarbeiter verfügen in der Regel über ein umfassendes Wissen und über eine große Erfahrung. Rückmeldungen und Bewertungen zu unterschiedlichsten Therapieinstitutionen laufen in der BVSS zu Hunderten ein – es sollte also möglich sein, dass man sich schon mit einem einfachen Telefonat oder mit einer kurzen E-Mail-Anfrage grundlegend informieren kann.

Wie finde ich die zu mir passende Therapie?

Wie bereits erwähnt, wäre eine **vollständige** Heilung vom Stottern erst dann erreicht, wenn der Betroffene sein Sprechen nicht mehr kontrollieren muss, um flüssig zu sein. Ein flüssiges Sprechen, das durch die ständige Kontrolle mithilfe von Sprechhilfen oder Sprechtechniken erreicht wird, kann man dabei keineswegs als Heilung bezeichnen. Das Behandlungsziel des Stotterns kann also nicht ausschließlich auf eine Beseitigung der Redeflussstörung ausgerichtet sein – eine deutliche Verringerung der Symptomatik ist aber bei Jugendlichen und Erwachsenen ein absolut realistisches Ziel.

Viele Klienten haben im Rahmen ihrer Therapie gelernt, ihre Symptome so erfolgreich zu beherrschen, dass dem Laien nichts mehr auffällt. Symptomarmes oder sogar symptomfreies Sprechen ist zwar möglich, gelingt jedoch ausschließlich unter einer mehr oder weniger konsequenten Anwendung von sprechkontrollierenden oder stotterkontrollierenden Verfahren. Dem Zuhörer fällt nichts auf – der Betroffene jedoch weiß, dass er selbst ein Stotternder ist, der gerade flüssig spricht.

Manche angebotenen Methoden werden mit der Zielsetzung ‚Heilung vom Stottern' angepriesen. In der Literatur wird nur in Einzelfällen über Menschen berichtet, die früher chronisch gestottert haben, die mittlerweile aber völlig symptom- und angstfrei kommunizieren können, ohne dass sie darüber nachdenken müssen, wie sie das anstellen. Die heute angebotenen seriösen Methoden arbeiten mit dem Ziel, das Stottern zu reduzieren oder leichter zu machen. Dieses Ziel ist mit nahezu allen Therapien und mit den meisten stotternden Menschen erreichbar. Manche Betroffene erreichen dabei erstaunliche Resultate.

Bevor der Interessierte eine Therapie beginnt, sollte er sich umfassend über die jeweiligen Angebote informieren. Dazu ist ein Kontakt mit der BVSS oder der ivs sicher hilfreich. Haus-, Kinder- oder HNO-Ärzte bzw. Phoniater arbeiten in der Regel eng mit Therapeutinnen zusammen und können bei der Suche nach einer geeigneten Therapeutin beraten. Lokale Selbsthilfegruppen verfügen generell über gute Informationen, an welchen Orten Therapie angeboten wird und haben normalerweise auch Mitglieder, die von persönlichen Erfahrungen mit einer bestimmten Therapeutin berichten können. Zusätzlich kann der Betroffene Kontakt mit mehreren Therapeutinnen aufnehmen und sich jeweils individuell beraten lassen.

Folgende Fragen sollte sich der Interessierte stellen:

- Welche Möglichkeiten werden vor Ort angeboten? Gibt es Therapieangebote, die weit entfernt sind, die ich jedoch gerne wahrnehmen möchte?
- Welche Erwartungen habe ich an eine Therapie? Welche Ziele möchte ich erreichen?
- Ist meine Motivation groß genug, eine bisweilen auch anstrengende Arbeit zu beginnen?
- Wie viel Zeit bin ich bereit, in die Therapiestunden und die häuslichen Übungen zu investieren?
- Wirkt die Therapeutin seriös und erfahren? Kann ich mir ein vertrauensvolles Miteinander vorstellen?
- Möchte ich eher Sprechhilfen erlernen, oder sagt mir eher der Nicht-Vermeidungsansatz zu? Gibt es Therapeutinnen, die beides anbieten?

Entscheidend für den Verlauf der Behandlung ist bei aller Fachkompetenz und allem Wissen über die Redeflussstörung Stottern aber auch immer wieder der persönliche und vertrauensvolle Kontakt zwischen Klient und Therapeutin. Bevor sich der Interessierte für eine bestimmte Therapieform bei einer bestimmten Therapeutin entscheidet, sollte er unbedingt ein persönliches Gespräch mit ihr führen. Erst wenn der Klient von der Richtigkeit seines Vorhabens und von der Seriosität der Therapeutin überzeugt ist, sollte die Entscheidung für oder gegen die Therapie getroffen werden.

Der Ratgeber soll mit einem Zitat aus einem Brief eines stotternden Klienten an seinen Therapeuten beendet werden:

> *Die wichtigste Einsicht, die ich in den letzten beiden Wochen jedoch gewinnen konnte, ist, dass Stottern keine Grippe ist, die man durch ein paar Entspannungsübungen auskurieren kann. Das Hadern mit diesem Schicksal macht ebenso wenig Sinn wie die Hoffnung, dass man eines Tages aufwacht und flüssig spricht. Vielmehr sollte man sich bewusst dieser Herausforderung täglich stellen und versuchen, mit den gelernten Techniken so gut wie möglich flüssig zu sprechen und auch stotternde Sequenzen zulassen. Diese sollte man analysieren, aber in ihrer Bedeutung nicht stärker gewichten als die vielen positiven flüssigen Passagen. Denn verlagert man die Gewichtung zugunsten der gestotterten Passagen und vergisst, die Fortschritte anzuerkennen, wird sich keine dauerhafte Stabilisierung einstellen.*

Mittlerweile ist eine Woche seit der letzten Therapiesitzung vergangen. Ich habe weder versucht Gesprächssituationen noch mir schwierig erscheinende Buchstaben oder Wörter zu meiden. Es gab sehr sehr viele positive Sequenzen, aber auch ein paar negative Gesprächssituationen. Jedoch, und das ist das Entscheidende, weiß ich heute ziemlich genau, warum ich hier oder dort Probleme hatte, und trage die Sicherheit mit mir, dass ich durch konsequenten Einsatz der erlernten Techniken auch diese Stellen in Zukunft meistern kann.

Vielleicht klingt dieses Resümee am Ende etwas pathetisch – aber noch bevor ich bei Ihnen angekommen bin, habe ich immer mehr an den Verlust meiner Muttersprache geglaubt. Ich sah mich in meinen Gedanken gefangen, die ich nicht mehr so ausdrücken konnte, wie sie von mir gedacht waren. Dieser Glaube an meine Muttersprache ist zurück und auch, dass ich trotz dieser partiellen sprachlichen Einschränkung kein schlechterer Mensch bin als alle anderen. Dafür werde ich Ihnen auf ewig dankbar sein.

Hilfreiche Adressen und Informationsquellen

- BVSS – Bundesvereinigung Stottern & Selbsthilfe e.V.
  Zülpicher Str. 58
  50674 Köln
  Telefon +49 (0) 221 1391106
  Telefax +49 (0) 221 1391370
  E-Mail: info@bvss.de
  Internet: www.bvss.de

- ivs – Interdisziplinäre Vereinigung der Stottertherapeuten e.V.
  Erftstr. 1
  50859 Köln
  Telefon: +49 (0) 2234 6029308
  Telefax: +49 (0) 2234 694465
  E-Mail: info@ivs-online.de
  Internet: www.ivs-online.de

Ausgewählte Publikationen und Ratgeber der BVSS zu den Themen Schule, Nachteilsausgleich, Jugendliche und Therapiesuche

- Eelco de Geus
  Manchmal stotter' ich eben
  Ein Buch für stotternde Kinder von 7 bis 12 Jahren

- Georg Thum
  Stottern in der Schule
  Ein Ratgeber für Lehrerinnen und Lehrer

- Margarete Klare
  Hallo, hier ist Felix
  Ein Jugendbuch zum Thema Stottern

- Benni 1
  U-und? Wwwo ist das P-problem?
  Ein Comic für Kinder und Jugendliche ab 9 Jahren

- Jörg Ennuschat und Johannes Rux
  Die Rechte stotternder Menschen in Schule, Ausbildung und Studium
  Eine Analyse

- Michael Decher
  Therapie des Stotterns

Ein Überblick über aktuelle Therapieansätze für Kinder, Jugendliche und Erwachsene

- Rudolf Gier-Seibert, Michael Kofort, Udo Stier
  Früher habe ich möglichst wenig gesprochen. (DVD)
  – Ein Film über Stottern im Alter

- BVSS (Hrsg.)
  Das WWW des Stotterns (DVD)
  Ein Interviewfilm mit Stotterexperten
  DVD Video

- Kerstin Weikert
  Ich glaub' es hakt! (Ratgeber mit DVD)
  Infos für Jugendliche rund ums Thema Stottern

- Sebastian Bergfeld
  Wenn das Wort im Mund zerbricht (DVD)
  – Ein Film übers Stottern

Therapeuten-Berufsverbände

- dbl – Deutscher Bundesverband für Logopädie e.V.
  Augustinusstr. 11a
  50226 Frechen
  Telefon: +49 (0) 2234 37953-0
  Telefax: +49 (0) 2234 37953-13
  E-Mail: info@dbl-ev.de
  Internet: www.dbl-ev.de

- dbs – Deutscher Bundesverband der akademischen Sprachtherapeuten e.V.
  Goethestraße 16
  47441 Moers
  Telefon: +49 (0) 2841 998191-0
  Telefax: +49 (0) 2841 998191-30
  E-Mail: info@dbs-ev.de
  Internet: www.dbs-ev.de

Literaturverzeichnis

Annunciato, N. (2006): Aktuelle neurologische Erkenntnisse: Wie wird die Organisation des Nervensystems vom sozialen Umfeld beeinflusst? Online-Veröffentlichung http://www.ziff.de/service/Annunciato-Nervensystem_und_soziale_Kontrolle.pdf

Bloodstein, O. (1995): A Handbook on Stuttering. San Diego: Singular Publishing Group

Bundesvereinigung Stottern und Selbsthilfe e.V. (2010): Stottern und Schule, Unterrichtsmappe zum Schülerheft, Arbeitsblatt 1. Köln: Demosthenes Verlag

Bundesvereinigung Stottern und Selbsthilfe e.V. (2010b): Flyer: Stottern und Arbeit. Köln

Bundesvereinigung Stottern und Selbsthilfe e.V. (2011): Online-Veröffentlichung: http://www.bvss.de/images/stories/pdf/Erklaerung_der_BVSS_zu_Stottertherapien.pdf

Bundesvereinigung Stottern und Selbsthilfe e.V. (2012): Flyer: Meine Rechte als stotternder Schüler/stotternde Schülerin. Köln

Cook, S. (2010): Wissenschaftliche Studie zur Stotterintensivtherapie „Sommercamp Hessen 2008", Department of Developmental Science, University College, London

Decher, M. (2006): Redefluss – Keine Angst vorm Stottern. Norderstedt: BOD Verlag

Decher, M. (2011): Therapie des Stotterns – Ein Überblick über aktuelle Therapieansätze für Kinder, Jugendliche und Erwachsene. Köln: Demosthenes Verlag

Dilts, R., Grinder, J., Bandler, R., deLozier, J. (1980): Neuro-Linguistic Programming: Volume I – The Study of the Structure of Subjective Experience. Cupertino: Meta Publications, deutsche Übersetzung (1994): Strukturen subjektiver Erfahrung – Ihre Erforschung und Veränderung durch NLP. Paderborn: Junfermann

Hansen, B., Iven, C. (2011): Stottern bei Kindern, 3. Aufl., Idstein: Schulz-Kirchner Verlag

Hardmeier-Hauser, S., Meixner-Witzinger, Y.: Kombinierte Einzel- und Gruppentherapie für Jugendliche – das Züricher Konzept. In: Katz-Bernstein, N., Subellok, K. (Hrsg.) (2002): Gruppentherapie mit stotternden Kindern und Jugendlichen. München: Ernst Reinhardt Verlag

Katz-Bernstein, N., Subellok, K. (2002): Gruppentherapie mit stotternden Kindern und Jugendlichen. München: Ernst Reinhardt Verlag

Kollbrunner, J. (2004): Psychodynamik des Stotterns. Stuttgart: Kohlhammer Verlag

Kunkel, M. (2009): Stottern bei älteren Erwachsenen – Eine Querschnittstudie mit besonderem Augenmerk auf die Lebenssituation der Betroffenen. Forum Logopädie Heft 2 (23), 30-33

Natke, U. (2005): Stottern, 2. Aufl., Bern: Huber Verlag

Neumann, K. et al. (2003): The nature and treatment of stuttering as revealed by fMRI A within- and between-group comparison. Journal of Fluency Disorders 28

Neumann, K., Euler, H.A. (2009): Neuroimaging in Stuttering. In: Guitar, B. (ed.) Treatment of stuttering: Established and emerging interventions. Baltimore, MD: Lippincott, Williams, & Wilkins, 355-377

Neumann, K. (2010): Redeflussstörungen. In: Nicolai, T., Götte, K. (Hrsg.) Pädiatrische HNO-Heilkunde. München: Elsevier, Urban & Fischer Verlag, 590-603

Rapp, M. (2007): Stottern im Spiegel der ICF: ein neuer Rahmen für Diagnostik, Therapie und Evaluation. Forum Logopädie Heft 2 (21), 14-19

Rux, J., Ennuschat, J. (2010): Die Rechte stotternder Menschen in Schule, Ausbildung und Studium – Eine Analyse. Köln: Demosthenes Verlag

Sandrieser, P., Schneider, P. (2003): Stottern im Kindesalter, 2. Aufl., Stuttgart: Thieme Verlag

Schoenaker, T. (1981): Stottern – ein zielgerichtetes Verhalten. Sprache – Stimme – Gehör 5, 82-85

Schoenaker, T. (2000): ja ..., aber!, 2. Aufl., Bochold-Barlo: Rdi-Verlag

Sozialgesetzbuch (2005): 9. Sozialgesetzbuch (SGB) Neuntes Buch (IX) – Rehabilitation und Teilhabe behinderter Menschen. In: Sozialgesetzbuch (1089-1175). München: dtv

Van Riper, Ch. (1986): Die Behandlung des Stotterns (dt. Übers. des zweiten Teils der Originalausgabe „The Treatment of Stuttering" 1973). Köln: Demosthenes Verlag

WHO-Kooperationszentrum für das System Internationaler Klassifikationen (2001): International Classification of Functioning, Disability and Health – Internationale Klassifikation der Funktionsfähigkeit, Behinderung und Gesundheit. Herausgegeben vom Deutschen Institut für Medizinische Dokumentation und Information, DIMDI 2005

Zückner, H. (2001): Stottertherapie bei Jugendlichen und Erwachsenen, abgedruckt in: Kommunikation zwischen Partnern. Stottern. Bd. 205, 41-55 herausgegeben von der Bundesarbeitsgemeinschaft Hilfe für Behinderte e.V.